中西医结合临床应用

ZHONGXIYIJIEHELINCHUANGYINGYONG

陈宝伟　左冠超　王金柱　主编

江西科学技术出版社

江西·南昌

图书在版编目（CIP）数据

中西医结合临床应用/陈宝伟，左冠超，王金柱主编. --南昌：江西科学技术出版社，2019.8（2023.7重印）

ISBN 978-7-5390-6893-0

Ⅰ.①中… Ⅱ.①陈… ②左… ③王… Ⅲ.①中西医结合疗法 Ⅳ.①R45

中国版本图书馆CIP数据核字（2019）第149279号

国际互联网（Internet）地址：

http://www.jxkjcbs.com

选题序号：**KX2019055**

图书代码：**B19127-102**

中西医结合临床应用 **陈宝伟 左冠超 王金柱 主编**

出版发行	江西科学技术出版社
社址	南昌市蓼洲街2号附1号 邮编：330009 电话：（0791）86623491 86639342（传真）
印刷	永清县晔盛亚胶印有限公司
经销	各地新华书店
开本	787 mm × 1092 mm 1/16
字数	135千字
印张	8.25
版次	2019年8月第1版 2023年7月第2次印刷
书号	ISBN 978-7-5390-6893-0
定价	42.00元

赣版权登字-03-2019-207

前　言

中西医结合医学的定义是综合运用中西医药理论与方法，以及中西医药学互相交叉渗透中产生的新理论与新方法，研究人体结构与功能、人体与环境（自然与社会）的关系，探索并解决人类健康、疾病及生命问题的科学。

本书从中西医学结合的差异性的源头入手，将差异演变的阶段和哲学本体差异等进行详细的叙述，同时将中西医结合医学和中医现代化进行临床认知思维、诊断、处方思维等进行比较叙述，除此之外，详细地阐述中西医结合的发展历程和临床应用发展等内容。

本书重点从中西医结合医学在心血管内科的应用进行叙述。希望能够有助于临床医护工作人员工作的更好开展。

目 录

1 中西医学结合的差异性

当今中医、西医、中西医是三个独立的医学科学理论体系。中医、西医都已有明确的含义,中西医却是门新兴的学科。在中国四十多年的实践表明中国在世界上首创的中西医结合医学,不仅成为我国医药科学和卫生事业的一大优势,是中国在20世纪对人类医学发展的一大创举和贡献,而且给人类医学特别是各国各民族传统医学发展带来了深刻启示及深远的影响。"中西医结合医学"已被人们普遍接受。在人们的生活中发挥着日益重要的作用,很多患者都选择病情危急是用西医诊治,而在病情稳定以后选择用中医诊治。虽然存在一定的时间差但也算是中西医结合了。

随着现代科技的发展,西医也在飞速的发展。在发展的同时也暴露出了西医无法克服的自身观念、理论的局限性,西医化学药物的毒副作用以及三分之二以上的内科疾病缺少特异性治疗的现实,使得西医需要从传统中医中获得补救。而中医虽然有丰富的实践经验,但不注重实体器官组织的规律治疗见效慢。这就要求了两者的结合,相互渗透和吸收融会贯通,优势互补相辅相成。

一般说来,辨证论治是中医学的特点,它体现了中医的整体恒动观,重视人体内在的抗病能力,强调具体情况具体分析。西医以辨病为主,重视局部的器质和功能变化,运用现代科学技术和手段,在诊断和治疗方面也有许多特长。在西医诊断的前提下进行中医辨证论治,是目前中西医结合临床诊疗经常采用的方法。通过这种方式观察的大量病例,确定了许多种病的中医治疗效果。在总结辨证论治的规律时,我们就会归纳出各种病的常见证型,这样就发展成了西医的辨病与中医的辨证分型相结合。但在大多数情况下,中医和西医的分型依据是不同的,例如西医常以病理组织学变化,局部的功能变化或致病微生物的不同属性作为分型的主要依据,而中医则常依据整体的反应性或功能变化。但由于中医西医的着眼点和依据等各不相同,所以在疾病分型中中医和西医的证型只能相互补充而不能相互代替。祝世讷教授在他的著作《中西医学差异与交融》中提到:辩证和辨病相结合的理论意义在于,不是把证与病一一对应得合并起来,而是要科学地阐述各自特定的内容与特点,客观地把他们放在恰当的位置,阐明它们之间的关系,交叉的就是交叉的,相关的就是相关的,无关的就是无关的;进一步还应理清证病与现在尚未认识清楚的、将来会认识清楚的那些新病的关系；把所有这些都融合到新的疾病概念和疾病谱系中，走向一种新的更高水平的统一。

中西医医学结合的形成需要一个漫长的过程，它不是也不可能有某个人单独去建立。它的理论体系需要逐渐地完善。从20世纪50年代开始到现在，中西医结合大体经历了三个阶段：①20世纪50年代的临床实验性描述阶段。这个阶段可以说是朴素的中西医结合阶段，主要以西医诊断，中医治疗或联合用药。按西医指标观察疗效。②20世纪60～70年代开始的临床研究和实验研究相结合的阶段。在临床上主要采用辩证分型的方法分析疾病，并开展研究，已经出现了一批针刺麻醉、中西医结合治疗骨伤和治疗急腹症等方面的研究成果。③20世纪80年代以后的机理探讨和理论创新阶段。初步运用动物模型和实验研究观察手段，把证和经络的研究推到一个更为深入的层次。总之，中西医结合40多年的进展是重大的，成就是显著的，无论是在中国医学史还是世界医学史，都开拓了一种新的发展模式，代表了一种新的发展方向，显示出巨大的发展潜力。现有研究成果的临床价值、理论价值可能仍是有限的，但其学术意义、历史意义却是深远的，在许多方面可能超出了我们今天已经看到的那些价值。

目前中西医结合医学还处于初期发展阶段，作为一种新生事物，其明显的幼稚性伴随着其强大的生命力一起显露出来。实践证明，中西医结合的实现比设想的要难得多，我们现在所达到的，仅仅是长途道路的一个站点，与目的地的距离很远而且前方的道路仍不平坦，在新世纪发展面临的矛盾和困难更加严峻，新的发展需要从研究和解决这些问题着手。在我看来中西医结合进程应该由中医主导。人们经常指责中医学是不科学的落后的。医学的根本问题是一个“效”字，有些人认为中医虽然能治愈疾病，但是因为中医不能用疾病观点和方法回答所指的是什么病及其所以愈病之理。中医学的医学观是“究天人之际，通健病之变，循生生之道，谋天人合德”的关于人的生命健康生态的实践智慧学，是一种生态医学，其疗效是天人合德的生生之效。

中西医结合作为一种新生的事物，日益表现出巨大的潜力和发展空间。道路虽然是曲折的，但前途是光明的。

1.1 中西医学差异的缘由

近代以来，随着西医和西方科学大规模地传入中国。面对这种与自身传统知识体系迥异的新的知识体系的挑战，许多中医理论与实践工作者仍然试图像以前吸收印度医学和阿拉伯医学那样将西医和中国传统医学进行融会贯通。于是,“改良中医”“中医科学化”“创立新中医”等主张纷纷提出,形成了近代中西医融通的三次高潮:“衷中参西的中西汇通”“中西医结合的病证结合”“中医药现代化的新中医学”。遗憾的是,这些主张或者策略并没有得到医学界(特别是西医学界和学术界)的广泛赞同,甚至有些人以“中医不科学”为由数次提出了“废止中医药”的口号,使中医药陷入生存的困境。正是在这种背景下,国家卫生部不得不公开表态“坚决反对废除中医”,并称“这是对历史的无知,也是对现实生活中中医药所发挥的重要作用的无知和抹杀”。国家中医药管理局则称,“取消中医是对科学的肆意否定”,甚至国家重要领导人也不得不在不同场合为中医药正言。其实,面对生存危机,中医药界在奋起辩护的同时,更应该意识到这一切争论都是中西医固有的理论和学说差异而导致的,化解危机的途径应是加强沟通和理解,这需要全面、深入地研究中西医差异的根源,用发生学的观点和方法,按照其学说发生和发展演化规律进行比较与分析,从而从根源上认识其差异,从根源上消除其差异,从而探究创建具有中国特色医学体系的必要性和可能性。

1.1.1 中西医学差异的演化阶段分析

中医和西医分别诞生于几千年前的古中国和古希腊,经过数千年的发展,其差异之大融和统一之难成为人类文化和科学发展史上的一大奇观。近百年来,这两种医学知识体系的矛盾聚焦于中国,其间争鸣和交融引发的冲击波一浪高过一浪,并日益在全世界范围内展开。考察中陌医差异形成和发展的历史脉络,我们不难发现,存在三个非常清晰的阶段:

1.1.1.1 差异萌发阶段的中西医学

公元5世纪之前的1000多年(在中国是从春秋战国到南北朝的北魏,在欧洲是从古希腊到西罗马帝国灭亡)是中西医学差异的萌发阶段。这个时期东西方都创造了辉煌的古代文明,这些文明所达到的水平和对后世的影响,从整体上说,两者很难分出高低。就医学而言,早期中西医学具有共同特征,如被动性、非理论性、经验性、无地域性等,其救护本能与医疗行为、求食活动与医药知识、巫术活动与医学渊源、朴素原始的解剖知识、医事活动等都以临床实践和对人的整体认识观为基础,强调机体对疾病的自然抗御,忽略实验研究等,都是从人类求生的本能荒漠中走过来的,两者有众多的相同或相似之处。在此期间。东西半球北纬45°。附近的黄河流域与爱琴海区域,分别产生了两部划时代的医学巨著:中国有以黄帝名义著述的《黄帝内经》和张仲景的《伤寒杂病论》,古希腊有希波克拉底的《希波克拉底文集》和盖伦的17卷本解剖学巨著《人体各部位的作用》。将其进行比较，两者较相似，但更应注重它们之间隐而不显的差异。例如中国医学将阴阳、五行、元气等学说转化为医学理论，古希腊医学将原子论、元素论等转化为医学理论：中国医学以元气论来研究人的整体性. 古希腊医学以原子论来研究人的整体性；中医注重功能性病变，发展了辨证论治，古希腊医学注重结构性病变，发展以解剖为基础认识疾病。也许这两个医学体系在建立时期所萌发的差异正是日后中西医学分道扬镳的“基因”或“胚芽”，从而使中西医学向着完全不同的方向各自发展。

1.1.1.2 差异扩大阶段的中西医学

公元5世纪到公元17世纪的1000多年（在中国是从南北朝的北魏到明朝灭亡。在欧洲是从西罗马帝国灭亡到1640年英国资产阶级革命的中世纪）是决定性地造成中西医学差异的主要历史时期。这个时期，中国处于封建社会的鼎盛时期，成就了中国医学发展辉煌的1000年. 欧洲处于政教合一的黑暗的1000年，医学进入漫漫长夜的衰落。此时，中国医学在《黄帝内经》《伤寒杂病论》时代的基础上长足地向前发展，在理法方药各个方面都创造了西方医学无法比拟的辉煌成就，经典中医学的学术体系逐步完善、臻于成熟。然而，欧洲医学却抛弃了古希腊、古罗马的传统，被教会扭曲到神学道路上，处于停滞、衰落和凋敝之中。所以说，这段历史将中西医学之间业已存在的差异扩大到了难以沟通的程度. 对于造成中西医学现有差异起了决定性的作用。

1.1.1.3 差异加深阶段的中西医学

从17世纪至今的短短300年。无论是社会还是医学，都发生了深刻变化。此时，在文艺复兴和启蒙运动的推动下，欧洲科学技术的发展促进了生产力的提高，催生了资本主义的社会制度。欧洲全新的资本主义文明为欧洲医学开辟了一条全新的发展道路，形成了全新的学术体系和学术特色；近代中国的专制社会严重束缚了科学技术和生产力的发展，中国结束封建社会制度以后却进入了半封建半殖民地社会，致使科学技术和生产力大大落后于西方，中国医学也因此进入了历史的低谷，没有多少新的突破而保持着业已形成的体系和特色。中西医学在这300年间定格的差异远远超越过去的1000年，而且其形势发生了根本性的扭转。近百年来，中国虽然进入了新的历史时期。但由于西医东渐使得中医不是如何实现自身的突破和革命。而是如何处理与西医的关系，中医的存亡问题比发展问题显得更为关键。新中国成立后，处于历史低谷的中医获得了新的发展，出现了新的活跃局面，但中西医学基础理论之间固有的差异之深仍处于格格不入的程度。

1.1.2 中西医学差异的起源之地域与人文环境的决定作用

一定的地域及人文环境始终是人类生存的依托条件和制约条件，尤其在人类发展的早期，人类对地域及人文环境的依赖和地域及人文环境对人类的制约决定了人类如何开展生产和如何进行生活，这就使得人类早期文明不可避免地打上了地域环境的烙印。中西医学分别作为黄色文明和蓝色文明的重要组成部分，其在起源之时就必然蕴含了这种由东西方地域环境及生存方式引发的差异。

(1)地理环境的不同导致了中西医学文化基因的差异

古代中国是一个幅员辽阔的国家，东南为浩瀚海围；西北近峭壁崇陵离隔，在这些屏障之外，没有高度发达的文化。这一独特的地理环境造就了独特的中华文化。首先，地理屏障将我们的先民与世界其他文明古国隔绝开来，难以与外界交往，造成了中国文化和世界文化之明显差异。但这不意味着在古代中国与外国的文化没有交流，只是说这种交流仅局限于在局部的有限的范围，不可能大规模地进行，不可能因为有这些有限的交流而改变中国文化的特性和发展方向。其次，在四方地理屏障围成的这一块区域中又多平原丘陵.腹地广阔，在这种地理环境中，适宜于强者生存，适宜于强悍民族进行战争兼并其他民族，容易形成一个统一的稳定的政治和文化系统。再次，从农业的起源看。中国有两个农业起源中心：一个在华北地区的黄河中下游一带主要是小米等黍类植物；一个在华中地区的长江中下游一带。

是稻作农业的起源地。农业起源和早期发展在人类历史上是一件具有革命意义的伟大事件，对中国史前文明的发展起了非常大的促进作用，黄河流域和长江流域的社会经济和文化从此迅速发展起来，远远走在周围地区的前面。而中心地区一旦走在周围地区前面就会对周围地区起着吸引和凝聚作用，使得整个中国自新石器时代文化就逐渐形成重瓣花朵或多元一体的格局。因此，总体上，中国不适宜弱小民族长期生存，也不适宜诸侯长期割据存在。事实上直到近代鸦片战争前，中国绝大部分时期都处于集权统治时期，受到外来文化的冲击时都是65 多来融合吸收。数千年来生产方式和生活方式几乎没有变化，文化保持长期延续性而没有断层，即使北方民族统治时期，其文化仍然延续不变，印度文化和阿拉伯文化进入后仍然未能打破中国学术的封闭式的一脉相承的传统体系。

中医学起源于中国古代文明，古代文明滋生于中国古代的气候地理环境。中国远古时代气候一直趋向于干旱，干冷的冬季风的搬运形成黄土的沉积，青藏高原的隆起，海岸线的后退，沙尘暴气候的影响，黄土高原形成是一本自然界变化和地球变化的无字天书。中医药学在这种气候地理环境中发生，其思维方法、技术手段和药物资源都受其深刻影响。

中医药学发展了几千年，一直保持着其独特理论体系和临床诊治特色。具有一种一脉相承没有中断的排外的、自我封闭的和超稳定的特点，这一特点的形成显然与中国的地理环境紧密相关。

然而，古希腊与中国地理环境大不相同，地中海地区重峦叠嶂，群山一直延伸到岸边，层层叠叠，绵延不绝，风景秀丽。它们导致交通不便，道路弯曲，田园空间有限。城市拥挤，麦田、葡萄园乃至橄榄园面积狭小。在大山面前，人类的活动总是望而却步。在平原地区，由于缺少大片空地，农田往往呈带状或块状。这种有限却又便利的环境导致数百个城邦小国长期以来彼此独立，城际之间的交流就包含了较多的国际交流的因素。此外，古希腊所在的爱琴海地区，海陆交错，城邦之间通过海路交流更为方便和快捷，而海运的进一步发达又使得希腊文明与其他文明之邦（例如古埃及、古巴比伦等）相联系。由此海洋给希腊文明打上了四万观念的烙印。地中海，命运的最主要特征就是嵌入世界上最广大的陆地：雄伟的、"特大型单一大陆"、欧～非～亚大陆，本身就堪称星球；在这里，一切都堪称早熟。通过这三块相互粘连的大陆，人类找到了上演世界史的大舞台，并在那里完成了重大交流。毫无疑问，宽阔的海洋环境造就了希腊人的自由天性，具有挑战性的航海探险活动扩大了希腊人的眼界，培养了一种富于冒险和勇于进取的精神。地中海的地缘环境催生了航海贸易，在商业信息交流中学习了古代美索不达尼亚、古埃及文明，形成早期古希腊文明。

除此之外，撒哈拉沙漠和大西洋也深深影响着地中海的地理环境。每逢夏季，撒哈拉干燥灼热的空气笼罩整个地中海，在4月和9月间，强劲的东北季风丝毫不能减少撒哈拉的酷暑，增加不了空气的湿度。为了等到一滴水，要遭受6个月的干旱：10月大西洋饱含水汽的低气压开始自西向东缓缓推进，沿途狂风大作，夹着暴风雨，有时是暴风雪，干涸的河床水位急剧上涨。但这都让地中海的冬季温暖如春，在地中海地区当冬天植物休眠时雨量充沛，而植物生长需要水分时，降雨却消失了。

由此，这种地理环境在客观上导致了西方医学之开放性特征。融合性特征，能够容易吸收苏美尔医学（苏美尔医学是我们所知的最古老的医学）、亚述和古巴比伦医学、波斯医学和古印度医学。信息在大范围的交流产生创新意识，更容易接受并吸收不同地区、不同王朝的不同学科的理论和方法创造的医学成就，促进整个古希腊医学的产生和繁荣，这是古希腊医学迅猛发展之重要原因。

(2)生存方式的不同引起中西医学思维方式的差异

地理环境给中西方医学的产生提供了客观条件,并为其发展奠定了一定的差异,但在地域环境中对医学发展影响更大的可能是人们的生存方式。

由于陆性地理环境与文化"隔绝机制",再加之相对适宜的气候地理条件,中国古代很早就发展起了以农牧业为主的生产和生存方式。这种生存方式给人们提供了稳定的生存资源,固定的生活方式。形成以血缘和地缘为主的群居聚落,形成固定不变、墨守成规、追根溯源的思维方式。也使中国人对自然界的气候、土壤、水系、山川的环境因素依赖性很强,迫使华夏民族十分注重人与自然的和谐、相应和融合,从而提出"人与天地相参,与日月相应"(《内经·灵枢·岁露》)的观点,一方面说明人类生命对自然环境的依赖性,一方面强调环境会直接影响人体的生理和病理。认为人的很多疾病就是因人与自然关系失调所致.天人融合是保证人体健康的重要条件。

这一切对中医学产生了深刻的影响。首先,中医学之所以形成了以阴阳五行理论为骨架,以突出的自然倾向为理论技术特征。以强烈的直接实用取向为动力,以不可分割的整体认识为规范的医药体系,是以这种人文地理环境和农业经济为基础条件的;其次,中医学强调人是自然的产物,是天地气交化而生成,人与天地就有相通相感的基础,天地自然的每一变化,都会在人体上产生或好或坏的反响;再次,中医所使用的药物.多是直接从自然中来,由于自然背景的千差万别,因而随着地理环境的不同,药物性能有着明显的差异(如附子、雪莲生长于阴凉寒冷地方具有温性作用,栀子、黄连生长在燥热阳光下具有清热泻火作用),使用时需考虑和区别对待。最后,上升为诊病治病时的理论把握。患者生活的地理环境不同,医家在诊治疾病时必须因地制宜。

古希腊所处的爱琴海地区海陆交错的地理条件和降水丰沛不均的气候条件使得古希腊人难以像中国人那样在田地里依靠农耕方式谋生,农业难以成为古希腊的经济支柱。此外,古希腊虽然靠海,但地中海的海洋条件却不适于鱼类的大规模繁殖生长。

因此渔业也未能成为古希腊的经济支柱。但古希腊的手工业、航海业和商业却较发达,同其他地区,特别是同埃及和西亚各国有着广泛的商业、文化联系,为古希腊接触和吸收周边地区的文明精华创造了条件。这种生存方式成就了古希腊人敢于冒险以"四海为家",希腊格言说:"绕过马累亚角的人必须忘记祖国"。这就容易割断了人们之间血缘关系和地缘关系。也形成了依靠自己的能力和智慧的"锻炼思维"和天人对立观念。因此,古希腊医学建立在"人类中心论"的自然观之上,体现出在天人关系上的分离与对立。从而不满于宇宙中的一切都是由神创造的观点,这种开放和自由的思路导致进而寻求真理的精神。探究自然现象和生命现象的客观解释,从而将演绎逻辑方法、原子论和结构分析等理论和方法也应用到医学上来。另外,除了自身的发展以及吸收埃及、巴比伦的医学以外,还借鉴了小亚细亚西部的米诺亚(Minoa)民族的医学。古希腊人采纳了一个极好的医师法典,后来列入著名的希波克拉底誓词中。誓词中宣布,医师要处处为患者的福利着想,要保持自己的一生和自己这一行业的纯洁和神圣。这一医德精神正是推动医学发展的不竭的动力。

1.1.3 文化环境差异引起中西医学哲学本体论的差异

中医学是在中国古代自然和社会环境中产生的,这种环境易于产生统一的整体观,追根溯源式的生成论思想,运动变化的有机论观念。最能表达这些思想的就是元气本体论。元气论认为。世界的物质本原是元气。元气是混沌未分的本原之气。“元气未分,混沌为一”“万物自生,皆禀元气”。元气运动而分化为阴阳,阴阳交而化生万物,万事万物包括疾病的产生与发展的过程都是在阴阳变化的过程。受古代中国文化和哲学元气论的影响,中医理论强调整体观、有机观、辩证观,善于审证求因,知常达变。用简练的语言和思维包含丰富的信息,医理往往言简意赅,力求反应最本质的道理。这就造成了中医实践在形成理论时剔除了病例的细节和个性,保留了主体和共性。这虽然在一定程度上扩大了中医理论的解释范围,却也导致不同的医生在从理论再到实践的过程中对同一理论的解释产生差异。

西医学是在以地中海为中心的欧、非、亚的自然环境和文化环境中滋生的,形成基于原子论为主导地位的自然观。原子论认为,原子是一种最小的不能再分的物质颗粒,不同数量的原子按照不同的连续性组合在一起,形成了千差万别的宇宙万物。这种自然观,西医学的影响主要体现在:西医学把人体看成一种物质构成,是由原子或元素组合而成,因而是可分解的,人体的组合发生机制决定着其可拆卸性,解剖、分解和还原成为必然的研究思路。人的健康与否同样是由人体的物质结构性是否改变所决定。这就在人体的解剖学的层面研究人体生理、病理状态。这种分析方法依据的是客观和具体结构,不同医生对同种疾病的解释不会有太大的差别。

中西医学因为文化环境而引起的不同思维方式在指导实践活动时表现为:①在实践动机上,中医学由于受儒家文化的影响.其医学实践以求善为导向,为医者的目的是实现儒家的仁爱:西医学由于受还原论的影响,特别是欧洲文艺复兴运动促进西医以求真为指归.研究人体的目的是为了客观真实地解读它。②在实践过程上。中医不主张破坏人体去认识其内部结构,认为这样才合于善;西医强烈主张要破坏人体,从而能清楚地了解人体的内部结构，他认为这样才能做到求真。正是因为如此，中医采用从天到人的思维方式，借用阴阳五行学说去认识人体。西医则将天人分开，采用分析还原的思维方法借用解剖和实验认识人体。所以，中医的认识脱离了人体的具体结构，对人体给予的信息量要求不高，客观上不需要借助仪器的，观察以及实验方法。而西医则正好相反。在建构人体内外各部分的联系上，中医采用相似类比的方法，缺乏确切的证据支持，因此它建立的联系是或然的而不是必然的；西医借助科学手段为建立人体内外各部分的联系提供了大量可靠依据，因此建立了一种可靠的必然联系。所以有人说，从对疾病的诊断来看，西医强调的是“人的病”，而中医强调的是“病的人”。

1.1.3.1 中西医范式的差异

中西医学在基本观念、自然观、方法论及价值观等方面存在着明显的差异。中医学范式表现为周期性变化、连续、合一、求同、无形等时间型特征；西医学范式表现为非周期性变化、间断、分立、求异、有形等空间型特。中西医学范式的差异及其文化根源的揭示，对于中西 医学自身的发展以及中西医结合其有一定的借鉴意义。具体的差异有如下：

(1)基本观念的差异

中医的周期性变化和西医的非周期性变化。任何一门成熟学科都离不开一些基本假定和基本观念。这些假定和观念对该学科共同体成员起着规范和约束作用。从两种医学范式其定性若作《黄帝内经》和《希波克拉底文集》中，可以看出中西医学基本观念分歧的端倪。

(2)自然观的差异

中医的连续与西医的间断是中西医范式主要的差异。元气论和原子论分别代表东西方占主导地位的自然观。尽管两者都试图用唯物论来解释自然及人体现象 ，但这种一致性背后则存在重大差异。东方自然观是一种连续性的，而西方则是间断性的自然观。这种差异则是东西方医学沿着各自道路演进的内在“基因”。

(3)天人关系的差异

人与自然的关系是人类实践活动首先遇到而且必须解决的问题。东西方医学在处理人与自然关系同题上有泾渭分明的不同走向。天人合一是中国传统文化的基质，它强调人与自然的和谐、同一、胜合。这一观念在中医理论和实践中翻下了深刻的印记 。《内经》强调“人与天地相乡 ，与日月相应”。中医学认为，人是天地的产物，人的生理活动、病理变化无时不受到季节、气候、地理等自然环境因素的影响。西方先哲们则走上了天人关系的另一条相反的道路。特别是西方的文艺复兴后 ，出现了“人类中心论”。不把人类单纯地看作是有机自然的构成部分，强调人与自然是彼此独立的，天人关系是分离、不可调和的对立关系。人在自然中不是顺从、适应，而应控制、征服、驾驭自然而使自然为人类服务。西医学无疑也受到这一观念的洗礼。

(4)价值取向的差异

中医的求同与西医的求异。中国传统文化中求同存异,崇尚一统的价值观念折射到中医学,使之表现为“智者察同，愚者察异”。追求个性、标新立异则是西方的价值传统。西医学从古希腊医学到现代医学历尽多次变革,从形式到内容发生了明显变化,其中内在动因之一就是求异的价值取向—敢于怀疑和批判的精神。

(5)方法论的差异

在方法论上,中医的无形与西医的有形存在着明显的差异。中医学的方法论原则在《内经》时代就已确立。《灵枢·九针十二原》就有“粗守形、上守神”之重神轻形的方法论原则。西医学方法论则走上另一条道路。受原子论自然观的引导,西医学认为人体各组成部分皆有形之物,若想知道人体的生理病理状态就只有通过解剖、化脸、分析等还原手段。在寻找科学事实上,西医学采用的是解剖—形态观察法。

综上所述,比较中西医学范式,一个具有时间型特征,强调周期性变化、连续、合、求同、无形等,另一个具有空间型特点，侧重非周期性变化、间断、分立、求异、有形等。可见,中医学带有鲜明的时间型医学特色,而西医学走的是空间型医学的道路。两者差异,分明可辨。

1.1.3.2　医学的价值与作用

医学是人类历史发展的产物,随着医学的发展与衍化,分为传统医学与西方医学两大分支,在其基础上形成了中西医结合医学,走向更为完善系统医学领域。医学是处理人健康定义中人的生理处于良好状态相关问题的一种科学,以治疗预防生理疾病和提高人体生理机体健康为目的。狭义的医学只是疾病的治疗和机体有效功能的极限恢复,广义的医学还包括中国养生学和由此衍生的西方的营养学。现在世界上医学主要有西方微观西医学和东方宏观中医学两大系统体系。两个系统的医学哲学模式具有较大差异。纵观其发展,西医的医学价值将人视为一个整体的机器,从各个部分进行维修,而中医视人为一体,通过系统的调节来达到治病的思维。两者无所谓孰优孰劣,最终都起到为病人恢复健康的医疗手段。随着社会发展对医学的要求提高,医学模式发展为“生理－心理－社会医学模式”讲求整体的发展,注重身心健康。其医学价值包含了基本的医疗价值、经济价值、社会价值、人文价值。通过丰富医学的价值,从而提高医学对人所能够进一步达到身心健康适应社会环境的更高层次的要求。

促使人们更好适应环境变化、完成自身社会责任、同时，在社会发展中，医学不断完善，对于医学价值的各种价值充分平衡体现，而不仅仅是单一的基本价值医疗价值。医学是社会价值观的反映和缩影。医学总要面向人，不论是什么技术的使用，都涉及人类的社会关系，换句话说，医学要在人类的社会关系中得以实现。在现代人的观念中，医学已被看成一种政治权力和责任。医学是人类的一种创造，它的价值取决于是否满足人们的需要以及满足的程度，从价值角度思考医学，把它置于社会和科学发展的大背景下研究和透视是人们总结医学史，解决当代医学发展提出的问题，以及预测医学的未来，使其按照更合乎人类目的的方向发展的一种途径。

1.2 中西医结合与中医现代化

医学模式是人们对疾病和健康总的特点和本质的概括，它集中反映了一定时期内医学研究的方法和水平，传统中医学的模式是“思维－哲学”模式，认为是脏腑、经络、肢体、孔窍等气血调和、阴平阳秘的状态，及机体整体的和谐，而疾病是阴阳失调或这一整体的和谐被破坏，研究对象是自然环境相统一的整体的人，是通过临床观察运用理论思维方法而获得的关于人的生理、病理、诊治及预防理论的认识，是侧重于关于医学的科学层性和哲学科学属性的认识。体现在哲学模和思维模两个方面，哲学观念、科学理论和操作技术在中医学中分别处于不同层次。中医学于2000年前，时间上造就了中医陈述方式等落后于时代，但空间上又赋予了其众多西医学所不具备的很有价值的很有科学启迪意义和实用性内容。

1.2.1 临床认知思维比较

中医临床认知主要采用直接观察和以象测藏的黑箱方法，感官不足依赖思维补偿，以形象思维为基本形式；西医临床认知材料除外在信息外，主要还有病理改变、致病因素、精密确认，以抽象思维为主导。

1.2.2 临床诊断比较

关于推理形式，中西医诊断思维活动都应用了概率估计，类型辨认和因果推论三种推理方式，但各有侧重。中医临床诊断中往往不受概率估计大小的限制，医生凭直觉类型辨认，舍其枝节，求其根本，或凭处方反馈；西医概率估计应用普遍，以概率估计最大或最小损失原则来定诊断。

关于病因诊断：中医着眼于病邪作用后病变反应状态，非常重视机体病变的反应趋向性分析以及正邪双方消长、相争、进退等相互关系变化，审证求因；西医则病因与疾病间一一对应的前因后果关系，病因为疾病本质的决定因素，以直接发现为主要方法。

关于临床思维对比：中医病位判断是在宏观层次上扩展，强调整体性，动态性的特点，西医以病理解剖上特异性机械唯物主义思维特色。

关于临床疾病分类对比：中医分类以病名分类和证分类有机结合为显著特点；西医分类方法精确、客观，易于掌握，有交叉重叠逻辑局限性。

1.2.3　临床处方思维比较

关于处方常规思维方式，中医临床处方思维有相对稳定的思维模式，与辨证论治对病治疗有机结合为常规模式；西医主要围绕病名展开，对因治疗、对症治病、支持疗法是西医治疗的思维模式；关于临床处方指导思想比较，中医受整体观、动态观指导，强调综合认识，知常达变，动态决策；西医处方抓基本矛盾，只要病因相同，即使病理改变不同，临床表现大异，处方用药都可以相同，至于个体差异、环境条件完全可以不顾；关于治疗验证比较：中医有一定的笼统性、模糊性和不确定性，有必要向客观化发展；西医具体性、客观性，但仪器观察有局限性。

2 中西医结合发展历程

2.1 西方医学的传入

西方医学传入中国的历史源远流长，通过对西方医学传入中国过程的探讨，可以了解影响这一过程的一些因素，并从中摸索近现代医学与医学教育发展的经验与规律。下面以西方医学传入中国的时间顺序为纲展开阐述。

2.1.1 西方医学传入中国的源头

西方医学传入中国，考其源头可追溯至汉唐时代。史载汉朝和唐朝在与“黎轩”“拂”“大秦”(即罗马帝国)经西亚地区的物质交流中，就有西方的药物流入中国。在《医方类聚》所引的《五藏论》中，已提到“底野迦”这种含鸦片制剂，这是一种由西方传入的药剂。《日唐书·拂传》记载乾封二年(667 年)，大秦使节曾献“底也迦”(同底野迦)，证实含鸦片制剂在唐初已输入中国。《大唐景教流行中国碑颂》中记载，唐贞观九年(635 年)大秦景教传入中国，景教徒除传教外，还进行医疗活动，据记载唐高宗患风眩疾，“头目不能见物”，被景教徒秦鸣鹤治愈。

这时，西方医学的传入是在中西方医学双向交流中进行的。由于当时西方的经济、文化和科学技术水平落后于中国，与其经济、文化、科技发展水平密切相关的医疗技术水平尚不及中国医学，因此西方医学对中国医学的影响很微弱。另外，从西方医学最初传入中国开始，就可以看到西方医学传入中国是与宗教活动相联系的。

2.1.1.1 西方医学正式传入中国

西方医学在 16 世纪对中国开始较具规模的传入，这里有着中西方经济文化科技发展水平此消彼长变化的历史背景。在 16 世纪的西方，以威尼斯为中心的意大利城市资本主义经济的发展带动文化科技的发展，也包括医疗技术的发展。以意大利为中心的西方文艺复兴运动造成的思想文化上的大解放，使西方从此进入了文化科技全面繁荣的时代，文艺复兴运动的巨人达·芬奇等人冲破教会的束缚对尸体进行解剖，加深了对人体的了解，都使西方医学有了很大发展。

此时中国，封建社会已发展到了尽头而走向衰落，经济科技发展相对停滞，统治中国思想文化领域的儒家思想已走到社会发展的反面，中国医学缺乏质变飞跃的动力。在这样的背景下，再加上欧洲掀起了开辟新航道的热潮，西方医学对中国的渗入日渐加强。

16 世纪中叶后，欧洲相继派遣传教士到中国，有耶稣会教士利玛窦、庞迪我、熊三拔、龙华民、邓玉函、阳玛诺、罗雅谷、艾儒略、汤若望等，其中多以行医为传教服务。澳门区主教卡内罗于 1569 年在澳门设立了圣拉斐尔医院和麻风病院。万历二十二年(1594 年)，澳门的圣保罗学院扩充为大学后，设有医科实习班。按张慰丰老师在《中国医学百科全书——医学史》中所述，圣拉斐尔医院是外国人在华创办的第一所教会医院，圣保罗大学医科实习班是外国人来华创办的最早的医学校。笔者认为此述值得商榷。一般认为自 1557 年始，澳门虽在名义上属中国地方当局管治，但是已处于葡萄牙的殖民当局实际控制之下，把圣拉斐尔医院算作中国的第一间西医院，把圣保罗大学医科实习班算作中国第一间西医学校值得商榷。同理，把 1828 年由郭雷枢在澳门开办的诊所算作中国第一间西医院，也值得商榷。不过，由于澳门与中国内地有密切关系，圣拉斐尔医院和圣保罗大学医科对西方医学传入中国有一定影响。

这一时期，西方医学传入中国的活动带有和宗教活动密不可分的基本特征。耶稣会教士来华后，利用医药作媒介进行传教活动。利玛窦于 1583 年在今广东肇庆地区，就曾在为病人诊治疾病时劝说患者入教。1693 年清朝康熙皇帝患疟疾，传教士洪若翰、刘应献上金鸡纳一磅，张诚、白晋又进上其他西药，治愈了康熙的病。有的传教士除行医外，还翻译医学著作。如在明朝万历年间，由邓玉函译述、毕洪辰整理加工的《人身说概》，是西方传入中国最早而且比较完备的解剖学专著。

面对当时闭关自守的中国封建社会，相对封闭保守的中国文化科学体系，以及与之相关的相对封闭保守的中国医学，西方医学对中国医学的影响还相当有限。

2.1.1.2 西方医学大规模传入中国

18 世纪英国开始的西方工业革命，使西方资本主义经济飞跃发展，并带动包括医学科学在内的西方科学技术的飞跃发展。当时西方，风起云涌的社会大变革和翻天覆地的时代大变迁，引发了思想观念的大更新。也促进了包括医学科学在内的西方科学技术的发展。迅速发展起来的西方资本主义国家，为其商品寻找新的市场和资本寻找新的出路，对包括中国在内的东方各国进行了大规模的侵略扩张。在当时的中国，封建社会已到了末日，长期封闭守旧的经济、文化和科技体系已远落后于西方，被轻视的医术就更加滞后。随着西方列强冲决中国闭关自守的大门,包括医学科学在内的西方文化科学也涌进了中国大地,西方医疗技术在其中扮演了先导的角色。

英国人皮尔逊于1805—1860年在澳门、广州行医,首先在中国人身上试种牛痘,并将种牛痘技术编成小册子印行。1835年美国传教士伯驾(RETER PARDER 1804—1888)在广州开办"眼科医局"(又称"新豆栏医局",后称"博济医院"),这就是中国境内开办的一间对中国后来西医与西医教育影响深远的西医院。这是由十三行巨商伍敦元以每年500元的低价,将自己的丰泰行租给伯驾办医局,一年后,连500元的租金也免收了。伯驾得到广东巨商伍敦元的捐助,在广州新豆栏街,十三行内购置了一块地皮,建立了一间专科性质的"眼科医局",医局设在新豆栏街,故又称新豆栏医局。1816年,伯驾在这间医院内用最新的乙醚麻醉施行外科手术。

伯驾创办的这家医院取得了很大成功,他在写给美部会的报告中称道:"当我们开始尝试每天都接待病人的时候,我发现一些人手里提着灯笼,可以看得出他们在凌晨两三点钟就出来了,以确保能尽早赶到医院;挂号比较紧张的时候,他们甚至在前一天晚上就来了,在这儿待上一夜,这样或许就能够保证早晨挂上号了……关门打烊时还不时有从大老远赶来的人利用某个外国绅士或香港商人为其求情。"

伯驾开办的医院承继人嘉约翰(JOHN GLASGOW KERR 1825—1901),于1866年在博济医院内设立了南华医学校(又称博济医学校),这是中国第一间西医学校。该校开始只招男生,1879年招收了第一个女生,这是中国首招女生的医学校。1914年博济医院设立了附设护士学校,这是中国第一家护士学校。中国的医学教育事业,以此为滥觞蓬勃发展起来。

1842年,中国和英国签订《南京条约》,迫使中国开放五大商埠。西医医院在中国内地大量建立。如上海的仁济医院(1844年)、宁波的华美医院(1845年)、天津的法国医院(1845年)、广州的金利埠医院(1848年)、汉口的仁济医院(1866年)和普济医院(1867年)、汕头的福音医院(1867年)、上海的同仁医院(1867年)、宜昌的普济医院(1879年)、杭州的广济医院(1880年)、天津的马大夫医院(1881年)、汕头的盖世医院(1881年)、九江的法国医院(1882年)苏州的博习医院(1883年)、上海的西门妇孺医院(1885年)、武昌的仁济医院(1885年)、通州的通州医院(1886年)、福州的柴井医院(1887年)、福建南台岛的塔亭医院(1887年)、北海的北海医院(1890年)、南昌的法国医院(1890年)、南京的钟鼓医院(1892年)、九江的生命活水医院(1892年)、保定的戴德生纪念医院(1892年)等。西医学校也纷纷开办,到1920年已达20余所。大量的西医书籍被编译出来,主持博济医院的传教医师嘉约翰在1859年到

1886年间编译了《化学初阶》《西药略释》《裹扎新法》《皮肤新编》《内科阐微》《花柳指迷》《眼科撮要》《割证全书》《炎症新论》《内科全书》《卫生要旨》《体质穷源》《全体阐微》《全体通考》《体用十章》《医理略述》《病理撮要》《儿科论略》《妇科精蕴》《胎产举要》《产科图说》《皮肤证治》《眼科证治》《英汉病目》,在中国还出现了西医药刊物,如博济医院主持嘉约翰主编的《西医新报》,这是我国最早的西医药刊物。另外还有尹端模在广州创办的《医学报》,是中国人自办的最早的西医刊物。

在鸦片战争后的数十年间,西医大规模传入中国,并占据中国医学界的主导位置,中国的医学史也从此翻开了崭新的一页。西医传入中国,把先进的医学技术、医学理论、医疗体系及医学教育模式引入了中国。这对中国近现代医学科学和医学教育体系的建立起了奠基作用。

在这一大规模的医学文化传入过程中,西方来华传教士起了关键作用。他们在中国行医和传授医学的动机各不相同。多数是为着人道主义或传播宗教的目的。但在当时客观上被西方列强利用为弱化中国人民抗拒殖民主义的意识服务。“泰西大炮不能举起中国门户的横示,而伯驾医师的外科小刀即大开其门”除认识清楚西方在华教士教会被利用来为殖民主义服务外,我们还要认识到教士教会在华的传授医学活动,对中国医学教育事业的发展有着积极的影响。西医和西医教育系统的传入,将先进的医学理论、医学技术以及医学教育思想和方法引入中国,打破了封建王朝的闭锁局面。这对中国医学科学和近代医学教育体制的确立,具有一定的促进作用。而西医和西医教育系统传入中国,在华教士教会起了传播者的作用。教会直接促成了我国近代医学科学和医学教育体制的孕育与问世,并为中国近代医学发展起步奠定了基础。

2.1.2 中西医汇通派的形成与发展

在近代中医药学发展史上,中西医汇通是这一时期的主要特征。除了上述医学背景之外,中西医汇通学派的形成与当时的社会背景也有密切的关系。

2.1.2.1 中西医汇通学派形成的社会背景

鸦片战争以后,中国沦为半封建半殖民地社会。所谓西方的新文化、新思想、新科技亦随着帝国主义的军事侵略而进入我国并不断发展壮大,对长期受封建思想统治的中国产生了剧烈的震动。在新的政治思想形势下,为了维护数千年形成的封建统治和伦理道德,就需要用西方近代军事装备和工业技术来强化和保护中国的封建统治。这样,以“自强”和“求富”为标榜的“洋务运动”在中国兴起,洋务运动的指导思想和理论基础是“中体西用”。强调以中国的伦常名教为原本,辅以国外的富强之术。所谓富强之术，指的是西方的数学、力学、光学、化学等自然科学。洋务思想对当时士大夫阶层和思想文化界有很大的影响。当时大凡化学、物理等自然科学都试图进行“汇通”。“中体西用”是当时社会最有代表性和新潮的政治主张，这种主张自然会影响到社会的各个领域，其中包括中医。

洋务运动”失败后，以康有为、梁启超、严复为代表的“维新运动”在国内兴起，维新者看到“洋务运动”的种种弊病，认为应该积极引进西方民主民权思想和制度，取代封建思想和制度，对封建旧文化极力进行批判，主张从政治伦理思想到科学技术全面引进西方的资本主义文化，批判中国的封建旧文化。在“维新运动”的影响下，中国的政治、经济、军事、科技、艺术、道德等众多方面都在吸收西方知识的过程中发生了一些变化。

在这样的社会背景下，中医兴废的论争亦逐渐掀起，或主张废止中医，或主张保存中医，或主张中医科学化等不同观点的论争日益激烈。在洋务思想的影响下，在西医与中医并存于国内的客观的历史条件下，出现了中西医汇通的思想。由于“维新运动”促进了西医在中国的传播，客观上为中西医汇通创造了条件。“维新运动”和“五四运动”所批判的旧文化中也包括中医药，尽管中医界也努力争辩，但社会形势确实使中医界人士认识到中医的某些不足。因此，中医界的一些开明人士也学习和应用西医学知识，并试图将两种医学知识汇通，这种探索为新中国成立后的中西医结合研究奠定了基础。

2.1.2.2 中西医汇通学派

(1)关于中西医汇通思想及汇通派

对中西医汇通思想的起源，一般认为，与近代改良主义思潮有关。如姜氏认为，中西医汇通的指导思想即是改良派的“中体西用”思想。赵氏考证也认为，中西汇通思想其源头可上溯到明代徐光启，后来则是洋务派思想的重要组成部分，也就是在1903年左右，洋务派主持“新政”时，中西汇通得到进一步发展及流行；而最早明确提出中西医汇通思想的人则是洋务派李鸿章。中西医汇通的实际工作，马氏认为可以从更早算起，即在明代，西医“脑主记忆说”已传入中国，并被汪昂等人接受，而略早的方以智在《物理小识》已引述了西医“四体液说”，并与中医学互参，且该书已出现对中西医学术要“会通”的观点，因而方以智是“中西汇通派之第一人”，其后清初王宏翰《医学原始》亦兼采西医一些古代理论，“是提出比较成系统的中西医汇通理论的第一人”至于首倡“中西医汇通”这一口号的，则公认为唐容川。然而赵氏对此亦有异议，据考唐氏医书初刻时并无“中西汇通”字样，《中西汇通医书五种》及其中《中西汇通医经精义》

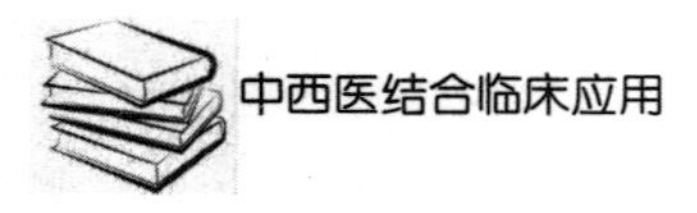

之书名及序，首见于1908年上海千顷堂书局版，而并无经唐氏改定之字样，且其时唐宗海不在上海，即在此年逝去，故其书名及序有后人溢美的可能。又，若据陈氏所考，唐宗海实卒于1897年，是则更足证赵氏之说。但唐氏为第一位有较大影响的汇通医家，当无疑义。

关于"中西医汇通派"的提法，早期医史著作如陈邦贤、范行准等人之书均无论及，贾得道的《中国医学史略》虽介绍了唐、张、恽诸家，尚无"汇通派"其名。在全国高等院校《中国医学史》统编教材中，也是到1978年的四版教材以后才有"中西医汇通派"这一章节的。1980年任应秋的《中医各家学说》讲义，亦有了"汇通学派"一节。但对"中西医汇通派"的含义和范围，诸家说法不尽相同。统编教材对此未下定义，陕西中医学院主编的西南西北高等中医院校教材《中国医学史》称："中西医汇通派是一些思想上受到改良主义影响，学术上接受了西方医学和其他科学，以振兴发扬中国医学为目的，主张引进西方医学中先进的理论、技术与中医汇通的学术派别。"《中医大辞典》的定义已如前述。就表述上，应推后者为严谨，唯对中西医汇通派的时间下限未予说明。有的论文，如江氏称"清代至解放初期"，中西汇通派"作为一个中医学派兴盛一时。"刘氏亦云中西汇通"至20世纪50年代发展成中西医结合"，皆是把下限定至解放初期。又对于汇通派的代表医家，统编教材与《中医大辞典》以唐、朱、张、恽四家为代表，西南西北区教材则加入丁福保、陆渊雷二人；孔氏则以唐宗海、丁福保、张锡纯、张山雷为中西汇通有所建树的四家；任应秋把"汇通学派"又分三类，以汪昂、赵学敏、王学权、王清任、陈定泰为"开始接受西说诸家"；以朱沛文、唐宗海、张锡纯为"持汇通说诸家"；以恽树钰、陆渊雷为"改进说与科学化的倡导者"。浙江省中医研究院文献研究室编《中西医汇通研究精华》（以下简称《精华》）一书，分中西汇通为三期，各期人物大率在任氏之三类的基础上有所增减，而强调指出从陆、恽起开始的第三期（20世纪20～30年代以后），在观点、方法、途径上均已大有进步，与早、中期不可同日而语。对此，邓铁涛氏认为，对中西汇通派可以有广义、狭义的理解。在目前对中医近代史研究逐渐深入的情况下，笔者认为，定义可以狭窄一些。因而，陈大舜主编的中南五省区《中医各家学说》教材的提法："随着西方医学的传入，中国医学界中其敏锐者便开始了解并接受西说，如汪昂、赵学敏、王学权、陈定泰、王宏翰等。然而真正持中西医汇通学术思想观点，在中国医学发展史上有较大影响而形成一个'汇通学派'者，乃始于1840年鸦片战争以后，中国门户大开，西方医学大量传入，影响遍及国内，中西两种医学形成对峙、竞争的局面，在这种特定的历史条件下，才产生了以朱沛文、唐宗海、张锡纯等为代表的中西汇通学派。"较为适当。

（2）关于中西医汇通派医家的研究

如上所述，中西医汇通医家范围甚广，本文综合介绍各家之见。同时，这些医家大多数亦是临床上卓有建树的中医学家，这里也仅介绍对他们在中西汇通方面成就的研究。

早期汇通医家，任应秋分别评述了汪昂接受西医“脑主记忆”说，赵学敏记载西医炼制药露法，王学权肯定西方解剖研究方法，王清任与陈定泰亲验脏腑等，其中王清任之为汇通医家，任氏是引范行准之说，说为其可能曾受西医影响而列。马氏承此说，以其间受西说，并发挥出“脑髓说”和“通窍活血汤”等理方，认为足以跻身“中西汇通派大家”之列。但彭氏反对此说，因为王清任既未直接接触西医，亦未倡导“中西汇通”，难当此誉。赵氏更对将王清任、赵学敏列入汇通派提出异议，专行辩驳。而一般医史著作也均不将二人列入汇通医家。对于王宏翰，马氏介绍他汇通的主要特点是将西方“四液体说”引入中医，从而与阴阳学说、脏腑学说融汇，用西方胎生学理论解释命门之形成，推崇如前述。然则王氏所据仍是早期传入的古代西医学。中南五省区《中医各家学说》教材认为他虽持汇通论之先声，“但未真正形成汇通学派。”

按范氏说法，“中医接受第二次传入之西洋医学当权舆于定泰之书。”陈定泰开始接触到近氏西方医学，并进行了探究，马氏评其为“第一个希望从解剖角度弄清经络本质的人”。刘氏亦评述了其汇通成就，并考证了陈氏学术传承。其后，被认为早期汇通较有成就的医家，当推朱沛文。早在五十年代，江氏即著文介绍朱氏亲考脏腑、会通中西的贡献；任氏也推崇朱氏于华洋医学“各有是非，不能偏主”以及“通其可通”，“存其互异”的论点；赵氏指出，朱沛文是当时中医界最了解西医的人，他能够肯定西方医学的基础，对中西脏腑、解剖记述甚详，并概括出“中华儒者精于穷理，西洋智士长于格物”的评价，流传广泛。马氏评介了朱沛文将中医肾生髓和西医脑髓解剖结合，创“肾精主脑髓”说的临床意义。刘氏研究了朱氏著作内容及所征引的中外医籍书目，探讨了朱氏中西汇通的思想方法，认为他学习了当时最新的西医理论，而且实践求证，“立论较为公允而先进，成就也高于同代中西汇通派医家。”

唐宗海被马氏称为“中西汇通历史上一个新的里程碑”，其著作《中西汇通医书五种》全面地进行以西说来阐释中医经典。黄氏亦认为真正有实质意义的中西汇通研究，是从唐氏开始。李氏总结他的汇通观点，是认定中西医学有汇通的必要，把《内》《难》诸经录其要义，以西医的学术理论来解释，求折衷于一是。近年来发现唐氏《六经方证中西通解》手抄本，黄氏研究该书在汇通上有其特点，如论脾、论心与血皆强调中西一致等。另据《精华》一书总结唐氏的汇通工作，无论深度、广度都有进步，例如，他提倡“中西医理一致”，提示了中西医汇通的可能性和可行性；他在解剖、生理、诊断、治疗、药物上都广泛吸取了西说，不仅西医，还广及西方近代化学、物理学、天文学、气象学说各方面知识，可谓是多学科研究中医的先驱。不过，早在任应秋已经指出，唐宗海的汇通不免有重中轻西、崇古薄今之病，而且文字上强相比附，可谓“汇而未通”。其他评论也大率认同此说，反倒是他在血证上的成就更为后人所重，研究更多。

关于张锡纯的汇通工作，一般认为他开始从临床上进行衷中参西，有一定的实践意义。郑氏、王氏介绍了他用“磁气”论气化，用西医病理研究心病治法等尝试。吴氏则指出张锡纯从临床出发，客观评判了中西学说，认为中西医理有相通之处，也有不同之处，但临床上有实际意义。对西药，张锡纯也进行了辨证使用的探索。这些对今天还有借鉴意义。张氏等也介绍了张锡纯所认识的中西医之所长所短，认为他虽很大程度上继承了唐宗海的见解，但更客观更全面，而且治疗上中西并用，是一种开创性的活动。马氏以为张氏的汇通具有“西医辨病，中医辨证”的初意。《精华》一书亦列举他在理论临床上汇通的十多项成就。孔氏评介认为张锡纯汇通思想医理互释比例小，开始走上了中西药临床并用这一中西医结合早期探索的正确道路。

吴氏认为，汇通派发展到恽铁樵已是又一阶段，彼时中西医论争方剧，在学术上、政治上中医都面临挑战，恽氏正是捍卫中医的主将，他一方面从理论上吸收了大量西医新成果，将中西汇通推进了一大步；另一方面初步提出了以中医学术为主体的中西医结合思想。张氏、赵氏则认为，恽铁樵的进步在于认识到中西医是“根本不同、方法不同之两种学说”，强调汇通要知己知彼，认识西医“明了内景”的长处和思维上“执着”、治疗上“反自然”的短处，要重视临床经验等。张氏、韩氏则探讨了恽铁樵中西汇通的方法论，改进中医；而对中西医比较，则分别在理论基础、临床思维、指导思想、逻辑方法、诊断方法、治疗思想以及药物等各方面进行了深入评判，强调汇通要取长补短，而且指出了中西两种医学“相摩相荡”，形成“新学说”的前景。

关于陆渊雷，任应秋列其为汇通医家，肯定其中医科学化的主张和工作，但更指出陆氏对中医理论具有成见，他以西医理论来框定中医，不仅未能收“科学化”之效，而且其“中医科学化”成了“中医西医化”。王氏亦认为陆氏中医科学化的主张是偏于创新的激进派，具有明显的西医化倾向，而且否定《内》《难》等中医经典，说中医是经验医，有导向“废医存药”之嫌。《精华》一书对其中医科学化论点有更详尽的征引，认为与日本汉医的思潮接近，片面之处，不容忽视。对此，陈氏为之大力辩诬，认为陆氏是在继承中医学中提倡中医科学化的，且在论争中捍卫中医，在中医教育上主张中西医结合，有其历史贡献，其局限是时代造成的，理应实事求是地肯定陆渊雷在中医历史上的地位，不可以“叛徒”视之。

对其他中西汇通医家的研究，如赵氏介绍了罗定昌生平、著作及学术观点；黄氏等评述了章炳麟在中西医汇通上的思想；谢氏叙述岭南汇通医家卢觉愚等。还有江氏按著作的学术观点及编写体裁，将汇通医书分“衷中参西”“中西对照”和“中医科学化”三大类，介绍了近六十种。

2.2 中西医结合的现状

中西医结合自华佗和关云长刮骨疗伤时就开始了，华佗的手术做得很好，因此它并不是现在才有的医学技术，只不过近二十年才开始系统化的结合，因为这时候西医和中医中药的发展都非常快，结合的形式和深度就更加广泛了。尤其是在手术、肿瘤治疗等领域，中西医结合是有卓越贡献的。中西医结合就跟西医和营养的结合一样，是一种非常自然而然的事情，并不存在什么学术之争、领域之争，只是治疗、康复过程中的不同分工而已。

目前中西医结合的方式和途径有以下几个主要方面：

2.2.1 在疾病的诊治中进行结合

包括在诊断上的病证结合，在治疗时的综合协调，在理论上的相互为用。病证结合就是运用西医诊断方法确定病名，同时进行中医辨证，做出分型和分期。这样就从两种不同的医学角度审视疾病，既重视病因和局部病理改变，又通盘考虑疾病过程中的整体反应及动态变化，并以此指导治疗。综合协调是指在治疗的不同环节按中西医各自的理论优选各自的疗法，不是简单的中药加西药，而是有机配合、互相补充，这样往往能获得更高的疗效。理论上相互为用是根据不同需要，或侧重以中医理论指导治疗，或侧重以西医理论指导治疗，或按中西医结合后形成的新理论指导治疗。

2.2.2 通过对中西医诊断方法的研究进行结合

主要是用西医学和现代科学方法研究中医四诊，或创造新的诊法。开展最多的是经络诊法和脉诊、舌诊。经络诊法是把中医学关于经络检查所见和西医诊断联系起来，通过相关性研究，创立耳穴诊病法和经络检查法。通过各种脉象仪、舌象仪，把医生诊脉时的指下感觉用图像、曲线、数字等客观指标表示出来，把各种舌诊所见舌苔、舌质的变化通过病理形态学、细胞学、生物化学、血液流变学及光学等方法客观地反映出来;另外对脉象及舌象进行中医相关对照和从病理生理学、生物化学、微生物学、免疫学、血流动力学等多方面进行原因和机理探讨。这项研究有利于中医四诊实现仪器化、客观化和规范化。

2.2.3 通过对中医治法治则的研究进行结合

主要集中于对活血化瘀、清热解毒、通理攻下、补气养血、扶正固(培)本等治则的研究。方法是在肯定疗效的基础上,摸清用药规律,筛选方药,进而对适用该治则的有关方药进行药理作用、成分、配伍机制的实验研究,再将所取得的认识放到临床实践中验证。

2.2.4 通过对中医学基础理论的研究进行结合

中医学基础理论内容十分丰富,有些与西医学理论完全不同,以往曾开展对阴阳学说、脏象学说、气血学说及有关“证”的研究等,主要是从西医角度去探索。其方法是先以临床为据确立研究对象的特征,然后通过建立中医理论的动物模型或动物疾病模型以寻找中西医理论上的结合点。通过对方剂药物的研究进行结合包括用西医理论和方法,对传统方剂的作用加以说明。其特点是医药结合,临床与实验结合,单味药物研究与复方研究相结合。

2.2.5 通过对针灸及经络研究进行结合

大致有 5 个方面:一是把针灸应用于西医临床各科,所治疾病已达 300 余种;二是传统针刺技术与西医理论和方法结合,创立头皮针、耳针疗法和电针、激光针疗法、穴位注射方法等;三是用生理学、生理化学、微生物学及免疫学方法研究针灸对人体各系统的作用机制,为针灸提供现代科学依据;四是通过对针刺麻醉的临床应用和对针刺镇痛原理研究进行结合;五是在肯定经络现象、总结循经感传规律的基础上,融汇中西医理论,以现代实验方法与科学抽象方法相结合,探索经络机制。

2.3 中西医结合进展

在团结中西医和中医科学化的形势下,中西医工作者对中医和西医的结合方面做了大胆的探讨,做了大量的工作。虽然还在起步阶段,有的还只是一种尝试,但是也取得了一定的成就,并且有的还颇具特色。现分述如下:

2.3.1 应用现代医学研究中医药

中医中药治疗疾病的良好效果，显示了其具有丰富的科学内涵，一向为国人所首肯，并且也引起中外西医工作者的研究兴趣。他们应用现代医学的方法从不同方面对中医药进行研究，并且取得不少成就。

2.3.1.1 中药药理研究

新中国成立之前我国的一些药物学家即对中药进行了药理药化研究。如我国药物学家陈克恢从麻黄中提取麻黄素，并通过动物试验证明其平喘作用，当时在国内外引起轰动。王筠默编著《中药药理学》，由人民卫生出版社出版。本书以现代医学的药理学知识为基础，对百余种经过科学研究的中药的药理作用进行了阐述。此书可以说是以前对国内外中药药理研究的总结。书中广泛收集了国内外有关中药药理研究的资料，按药理学教材的编写方式，将一些中药的药理作用及主要疗效做了较为全面的阐述。在当时具有很大的影响。书中强调根据药物的动物实验来验证中医用药是否科学，重视药物的实效。该书的分类也是按照现代药理学特点进行分类的，使中药的功效和主治完全服从于现代研究。以现代医学的研究方法研究中药，可以揭示中药的科学内涵，验证中药的疗效，有利于中药学的发展。这也是新中国成立初期西医工作者研究中医药学的主要方式。

当然这个时期的研究方法和实验条件还不够完善，但是中药的药理研究从一起步就是以科学实验为依据发展起来的，从一开始就步入正途。中西医结合的方式是多种多样的，以现代医学的理论和研究方法为指导，对中医药学中的某一点或某一方面进行研究，也是中西医结合。现在，中药药理学已经发展成为一门较为成熟的学科，它是中西医结合的产物。中药药理学的快速发展显示：以现代医学知识研究中医药是正确的中西医结合研究方法。

2.3.1.2 临床研究

新中国成立初期，在团结中西医和中医科学化的医疗形势下，一些西医临床工作者，也开始试用中药治疗疾病，做了部分临床研究工作。由于新中国成立初的西医对中医药多有成见，有的根本不相信中医能够治疗疾病。所以这一时期这方面的研究不多。

随着药理学研究的深入，许多中药的作用被阐明，这无疑有利于方剂学的研究。根据现代药理研究的成果阐释方剂的功效和作用机理，也自然顺理成章。虽然这样的“方解”现在看来有些牵强附会，但它已经完全抛弃了君臣佐使的传统的理论，是方剂学迈向"科学化"的一个雏形,也是方剂"科学化"的大胆探索。在当时来看,如果方剂学都变成像上述方解那样,中医的方剂学确实会变得不伦不类,不仅丢掉了中医的传统理论,而且现代医学对方剂的阐释亦不得要领。而且所采用的仍然是中医传统所使用的"方解"的研究和思维方法,不是以科学实验为依据,仍有"臆测"的成分。但是,如果抛弃"臆测",以科学实据为基础,这也未尝不是发展方剂学的正确方法。只可惜的是这种研究方法中有益的一面没有受到重视和肯定。中医院校现在所使用的《中医方剂学》教材,仍然沿袭传统的方剂学的研究方法,没有吸收应用现代医学方法研究方剂所取得的成果。其实,如果以科学实据为基础解释一个方剂的功效、主治和方义,就不会不伦不类。对方剂的研究也应像对中药药理的研究一样,应用现代医学的研究方法,对方剂逐一进行研究,并最终得出科学的结论。新中国成立初期由于科研水平较低,还不能较清楚地对中药和方剂进行深入的研究,有些急于求成和牵强。二十一世纪的今天,应该在方剂学的研究中开辟一片新天地。

2.3.2 中西医结合的研究成果

中西医结合研究是从临床研究开始的。中医治疗"乙脑"经验的总结和推广,辨证与辨病相结合原则的确立、中西医结合治疗急腹症和骨折,针刺麻醉的成功应用等,都是产生了重大影响的中西医结合早期临床研究成果。

1954 年石家庄市传染病院以白虎汤为主治疗"乙脑"取得较好疗效。卫生部先后两次派调查组调查核实后,开始将治疗方法和方药在全国范围内推广。但推广过程中并不是所有患者都能取得预期的疗效。中医研究院脑炎工作组经过调查认为,某些中医师忽视了"随证施治"的原则是小能取效的重要原因。于是他们因证调整方药,终使不少危重病人转危为安。当时对中医治疗流行性乙型脑炎疗效的充分肯定,极大地鼓舞了中西医结合工作者的热情具有重要的历史意义。

中医被请进医院工作后,在中西医团结合作的基础上实行了中西医综合疗法。1959 年以后的二三年间,中西医结合的综合疗法几乎被推广到临床各科各病种,普及于各地各层次的医疗机构。人们常以研究中医为目的,在明确西医诊断的基础上首选中医辨证治疗,观察和总结疗效,进而研究中药作用机理,逐步确立了西医辨病与中医辨证相结合的诊治方法和研究方法。在辨病与辨证相结合的原则指导下,采取必要的中西医综合疗法表现出明显的优越性。

1958 年北京医学院第一附属医院外科用中药治疗急性阑尾炎获得成功引,可谓中西医结合治疗急腹症的开端。同年始,以于载畿为首的山西医学院附属医院中西医结合治疗小组，用中药治疗陈旧性和新鲜破裂的宫外孕都取得了奇特疗效。他们总结出的一套非手术方法治疗宫外孕的规律和护理常规，改变了过去认为宫外孕必须手术治疗的定论。天津医学院附属医院、天津市第一、二中心医院外科，从 1960 年即开始了中西医结合治疗急腹症的研究工作。他们首先广泛收集中医文献，认真学习各地经验，制定了统一的诊治方案及观察方法，然后在几个月间治疗各种急腹症数百例。1961—1965 年，以吴咸中为首的中西医结合治疗急腹症研究小组，除对急性阑尾炎、溃疡病穿孔、急性肠梗阻进行了更广泛、更深入的研究，取得了更丰富、更深刻的经验和认识外，又开展了中医中药治疗胆道蛔虫、中西医结合治疗急性胆囊炎、急性胰腺炎的研究工作，对急腹症的中西医结合诊断治疗规律以及针灸、中药的作用机理进行了初步探讨，总结出了可贵的理性认识。在不断深入开展临床研究的同时，他们还利用实验手段对中医通里攻下等治疗方法的机理进行了深入研究。

以著名骨科学家方先之及其学生尚天裕为首的天津医院骨科，在中西医结合治疗骨折方面做出了突出成绩。他们在骨折复位传统八法的基础上，配合应用现代科学成果，经过临床实践总结出可以灵活用于各种骨折的一大手法初步形成了一套以内因为主导、小夹板固定为特点，手法整复和患者自觉功能锻炼为主要内容的中西医结合治疗骨折的新疗法，并提出“动静结合”“筋骨并重”“内外兼治”“医患配合”等新的骨折治疗原则，打破了西医治疗骨折的传统观念，使骨折治疗在学术理论上发生了革命性的变化。针刺麻醉是中西医结合研究的一颗硕果。1972 年《人民日报》关于针刺麻醉的首次公开报道，在国际上引起了强烈反响。在国务院总理周恩来亲自过问和敦促下，首先从神经和神经化学角度展开了针刺镇痛作用机理的研究，韩济生等通过动物实验证明针刺可使脑内释放出某些具有镇痛作用的化学物质。中枢镇痛物质研究的小断深入将中国的有关学科推向了世界科学的前沿。

不少中西医结合临床研究自 20 世纪 70 ~ 80 年代开始向基础研究延伸。如 20 世纪 50 年代即率先尝试应用以压电晶体为换能元件的脉象仪对中医脉象作客观检测研究的陈可冀，20 世纪 70 年代与中国中医研究院郭士魁、中国医学科学院吴英恺、黄宛、陈在嘉等一起参与组织北京地区防治冠心病协作组，对冠心Ⅱ号方进行临床验证成为活血化疲研究的先导。血疲证和活血化疲研究影响广及多种疾病的临床研究和多种学科的基础研究，成为推动、繁荣中西医结合的重要研究领域，尤其活血化疲中西医结合治疗急性心肌梗死、心绞痛的优势曾为世界所公认。20 世纪 90 年代以来冠脉介入疗法（PCI）的推广应用使急性心肌梗死的病死率明显下降，但经皮冠状动脉腔内成形术（PTCA）及支架植入术后分别在半年内可有 30% ~40% 及 20% 左右的复发再狭窄率成为西医界面对的难以攻克的难题。陈可冀等从血瘀证入手，通过临床和实验研究证实了由古方血府逐瘀汤改进的血府逐瘀浓缩丸抑制血管内皮细胞增生，防比PCI术后再狭窄的作用。血府逐瘀浓缩丸及川芎、赤芍有效部位的应用，使PTCA及支架放置术后再狭窄的发生率比单纯应用西药降低了50%。中西医结合专家正在深化此课题研究，可望再创新的辉煌。

中医基础理论的实验研究发端于20世纪60年代的阴阳学说和"肾"的研究。邝安望为中国第一位开展实验中医学研究的医学家。沈自尹在"肾实质"研究过程中，用现代科学方法阐释了"异病同治"的客观机理，发现了尿-17轻值与肾阳虚证的内在联系，证实了中医"辨证论治"理论的相对性，证明了西医辨病与中医辨证相结合的必要性，为补肾中药的应用提供了一个客观、稳定、可靠的应用指征，弥补了中医仅靠四诊获取诊断资料途径的不足，提出了"微观辨证"这一崭新的概念，为中医临床提供了非常重要的参考和借鉴20世纪80年代后，实验研究方法在中西医结合研究中所占比重日益增大，阴阳、脏象、经络、气血、诊法、治则等基础理论的中西医结合研究日益活跃，并有人为建立中西医结合生理学、中西医结合病理学的专门学科付出了诸多努力，在中西医结合基础理论研究这个繁难的领域积累了很多宝贵的经验。

中药的现代研究是中西医结合研究的重要方面。20世纪50年代初即成立了中药研究机构，逐步从中药资源普查，药用动植物的饲养和种植，中药质量的理化鉴别，饮片加工及中成药生产工艺研究，扩展到中药的综合研究和应用基础研究，小断取得新的进展。抗疟新药青素的发现和提取，治疗急性早幼粒性白血病的有效药物三氧化二砷的研究和开发等，都是现代科学知识方法与古代用药经验相结合而取得的科研成果，其丰富现代医学的重要意义已为世界所公认。由国家组织和支持的用现代科学方法进行的中药现代化研究小断取得新的成就对国内外都产生了极大影响。

通过中西医结合研究者几十年的努力，中西医学各自的优势在临床上得到越来越多的结合，许多疾病的中西医结合治疗取得了较之单纯西医或单纯中医更好的疗效，中西医结合临床医学体系逐步建立必将开创治疗学和保健医学的美好未来。

进入21世纪之后，中国中西医结合事业取得了新的进展，不仅更加广泛地取信于民，而且得到国家政府更充分的肯定和政策法规更有力的支持。经国务院总理温家宝签署颁布、自2003年10月1日开始施行的《中华人民共和国中医药条例》第三条规定："推动中医、西医两种医学体系的有机结合，全面发展我国中医药事业"，从法规层面上确认了中西医结合的合法性和合理性。2003年11月5日，国家中医药管理局下发了〔2003〕52号文件《关于进一步加强中西医结合工作的指导意见》，要求各地结合实际，认真贯彻执行。温家宝总理2005年3月21日为《中医杂志》创刊50周年题词："实行中西医结合，发展传统医药学"，更加激发了大家的进取精神。目前国家法律层面的中医药立法工作已经开始，中西医结合作为继承和发扬中医药学的重要途径之一，将在法律的维护下，在学科交叉和维护病人利益的客观规律和社会需求的驱动下，越走越宽广，前途必定越来越光明。

3　中西医结合临床医学的发展

3.1　内科

中医、西医是我国和世界各国人民在长期同疾病做斗争的过程中逐渐积累的宝贵经验。在其历史发展中，由于各方面的原因和影响，形成了两个不同理论体系各自进行发展。

3.1.1　第一阶段（1949 至 20 世纪 60 年代中期）

是中西医结合内科形成和逐渐发展阶段。发展和组织队伍，逐渐开展用中、西医两种方法诊治内科疾病，是这个时期的基本特点。1949 年以前，中医饱经风霜，倍受压抑，几乎濒于灭亡的边缘。新中国建立伊始，首要任务就是继承，尔后方能谈发展。因此，毛泽东同志在 1950 年召开的第一届全国卫生大会上号召："团结新老中西医各部分医药卫生工作人员，组成巩固的统一战线，为开展伟大的人民卫生工作而奋斗"。1955 年中国中医研究院成立，明确规定："中医研究院的主要任务是中西医合作，对中医中药知识和中医临床经验进行系统的整理、同时负责搜集和整理中医中药书籍包括民间单方秘方，并为医学院培养讲授中医课程的师资和编纂教材。"同时组织了第一期西医学习中医研究班。1958 年毛泽东同志在批示卫生部关于组织西医离职学习中医班的总结报告时指出："中国医药学是一个伟大的宝库，应当努力发掘，加以提高"。随后全国各地广泛地开办了西医学习中医班，"西学中"逐渐形成了高潮；中医学习西医也蔚然成风。至 1958 年第一批"西学中"班结业，第一批中西医结合高级医生诞生，为中西医结合内科工作的广泛开展，在人员及其素质上打下了坚实的基础，并取得了一些成绩。

临床主要是在西医诊断明确的基础上进行中医辨证，找出辨证和治疗的规律，提高临床疗效。如 1954 年河北石家庄根据乙脑发于夏暑，以热为主要症状之一等特点，中医辨之为"暑热"，用白虎汤加茵为主治疗，取得了 100% 的有效率。此后北京、南

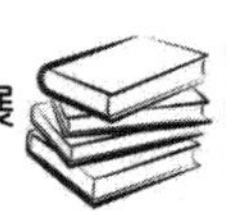

京、沈阳、天津、上海等均有大量的报道,病死率控制在10%左右。包头治疗肺脓肿16例,根据不同的辨证分型而用加味阴理荣汤,肺疡汤、紫苑合剂及桔梗白散,结果13例治愈,1例好转、1例无效。根据脾肾辨证用药规律,用健脾温肾法为主治疗再生障碍性贫血25例,有效率达68%。钩端螺旋体病中医辨为湿热和寒湿证而用甘露消毒丹或三仁汤为主治疗,观察115例,治愈率达92.2%,死亡率为1.8%。其他如慢性支气管炎、慢性肾炎、上消化道出血、痢疾、疟疾以及流感等运用辨病与辨证相结合治疗,都不同程度地提高了疗效。

在广泛收集单方验方(其中影响较大的就是1958年冬至1960年的全国“采风”运动)和整理有价值的病案方面也做了大量的工作。有关理论方面研究的报道这期间相对较少,集中表现在对中医理论的验证和对八纲的初步认识上。上海医科大学在五十年代后期发现:现代医学认为全然不同的6种疫病(如支气管哮喘、无排卵型功能性子宫出血、冠心病等),可以同样用补肾的方法提高疗效,从而验证了中医“异病同治”的科学性。有人通过实验从病理生理的角度提出:八纲是机体对致病因素典型反应的概括,其中阴阳分别是机体机能或热量不足或过剩的表现;寒热分别以热量不足或过剩为其发病学原因的反应状态;虚实分别以机能不足或亢进为其发病学原因的反应状态;表里分别是不伴有或伴有机能或能量代谢深刻障碍的反应状态。寒证可见神经功能处于抑制状态,副交感神经活动增强,基础代谢率低下;热证可见高级神经过度兴奋,交感神经紧张度上升,基础代谢率升高;虚证可见神经功能低落或抑制,副交感神经紧张度上升(非保护性),基础代谢率降低;实证可见一斑神经功能较好或过度兴奋,交感神经紧张异常上升,基础代谢值增高。

3.1.2 第二阶段(20世纪60年代中期至70年代末期)

可以称之为中西医结合内科发展的停滞阶段。由于历史的原因,就整个中西医结合内科来说进展缓慢,但并不排除某些局部取得了一定的成就。这期间研究的较多的疾病主要有呼吸系疾病、心血管疾病、消化系疾病、血液病、泌尿系疾病等。以某些病种的大量临床实践,重视单方、复方的研究,产生了一些有效方药以及理论研究逐步得以开展为其基本特点。呼吸系疾病的中西医结合研究的慢性支气管炎最活跃,其中又以天津、北京、福建等九省市慢性支气管炎中西医结合标本诊断分型研究协作组的工作最有代表性。他们的研究结果表明:

通过多学科、多指标方法、根据数理统计原理,评选国内最有代表性的若干方案,认为中西医结合标本诊断分型方案较为合理,实现了慢性支气管炎的计量诊断。

用标实和本虚的相互作用——恶性病理循环导致迁延不愈,解释慢性支气管炎的发生、发展规律,由肺气虚→脾阳虚→肾阳虚,是一个肺气肿逐渐加重的过程;是一个从不累及到逐步及以及明显累及心血管及全身各系统的过程;是一个肾上腺皮质和髓质、性腺、甲状腺等内分泌功能逐渐低下的过程。

临床疗效不断提高:急则治标,热痰治以清热化痰、佐以治血;寒痰治以温化寒痰,佐以活血,现观察 1481 例,总有效率为 95.48%,临床控制率 62.73%;缓则治本,肺气虚治以补肺益气,佐以活血;脾阳虚治以健脾燥湿,理气活血;肾阳虚治以温阳补肾,纳气活血。临床治疗 470 例,治愈率为 21.06%,巩固为 17.23%,稳定为 29.15%,显著高于未固本治疗组。

用现代科学的知识和方法探讨标证和本证和病理实质及其相互关系。热痰主要是细菌性炎症,也有变态反应和病毒感染、自主神经功能失调,以交感神经功能亢进或副交感神经与交感神经同时亢进为多见;寒痰特征为分泌亢进,且常掩盖了炎症的变化,自主神经功能失调类型多以副交感神经偏亢为主。

从“证”的研究入手,先探讨了诊断学的中西医结合;在中西医结合诊断分型的指导下,研究论治规律,提高了临床疗效,进行探讨治疗学上的中西医结合。

总之,这段时期对某些内科疾病进行了广泛的研究,中西医结合提高了疗效,研究了一批疗效较好的单方单药;理论研究也有了一定进展。但病种研究较局限,理论研究既不深入也不广泛。

3.1.3　第三阶段(20 世纪 70 年代末到 90 年代初)

可以称之为中西医结合内科的繁荣昌盛时期。研究病种广泛,诊断和疗效评定逐步规范化,医药并重和相关理论的深入研究,也是临床和实验研究相结合,是本段时期的基本特点。

自 20 世纪 70 年代末 80 年代初开始,研究病种日益广泛,几乎涉及了内科的各种疾病。全国范围内相继成立了研究协作,在大量临床实践的基础上,制订了统一的辨证分型和疗效评定标准,使诊断规范化、疗效客观化,同时总结出了不少有效的治疗方法和方药,临床疗效进一步提高。根据 1979 年广州全国慢性支气管炎临床专业会议上制定的辨证分型标准,通过 1487 例分型治疗近期疗效的观察,认为此方案较为实用,总有效率为 95.48%,明显高于不分型对照组。按全国分型标准治疗急性发作期心脏病 909 例,总有效率 80% 以上,病死率在 8% 左右,比单纯西药 14% 的病死率低。

1980 年我国学者讨论制订了冠心病辨证诊断参考标准,现已广泛在全国采用。

冠心病的治法除活血化瘀、益气养阴、温通宣痹继续受到重视外，根据其本虚标实的特点，一些单位提出了益气活血、扶正固本等法则。1983 年全国中医内科学会脾胃学组制订了关于胃脘痛的诊断、辨证标准，经全国 20 个省市 45 个医疗单位和科研单位 3000 多例胃脘痛的临床观察，一致认为符合临床实际。1986 年又制订了胃脘痛的疗效评定标准。由北京中医医院牵头，组织全国 13 个省市的有关专家成立了急症胃痛协作组，1985 年制订急症胃痛的分型和疗效评定标准，通过大量的临床实践，研制出了一系列有效的方药为气滞胃痛冲剂、虚寒胃痛冲剂、温中止痛口服液、理气止痛口服液等，现已广泛用于临床。

慢性胃炎的研究日益受到重视，1989 年中国中西医结合研究会消化系统疾病专业委员会制订了慢性胃炎的中西医结合分型和疗效标准。有人用复方参芪健中冲剂治萎缩性胃炎脾虚气滞证 94 例，用参梅养胃冲剂治萎缩性胃炎胃阴不足证 81 例，临床有效率 91%，显效 45% 以上，病理有效率 60% 以上。1986 年全国第二次中医肾病学术会议上，讨论制订了慢性原发性肾小球疾病辨证分型试行方案以及慢性肾功能不全（简称肾衰）中医辨证分型参考意见。

中医药治疗肾病的效果不断提高；慢性原发性肾小球疾病完全缓解率为28.8% ~ 45.4%，慢性肾功能不全的显效率约 10.9% ~13.2%，急性肾小球肾炎近期治疗率为 67.3% ~74.5%。上海曙光医院用中西医结合治疗成人复发性及难治性原发性肾病综合征 235 例，近期疗效为：复发组完全缓解在肾病为 88.5%，在肾炎肾病为 50%；难治组完全缓解在肾病为 75.4%，在肾炎肾病为 39.7%。

此外，灌肠疗法治肾衰受到重视，丰富了治疗学内容。用中药结肠灌液 I 号治疗急性肾衰 97 例，治愈 87 例，病死率为 9.3%，与人工肾随机对照，两组各项指标恢复正常所需天数均无明显差异。

中风病的研究，这段时期成绩显著，1983 年中医内科学会中风学组召开的首届中风病学术研讨会上制订了中风病的诊断与疗效评定标准，同年卫生部中医司成立了中风协作组，从 1983 年 7 月到 1986 年 12 月采用清热化痰、活血开窍法，选择清开灵注射液治疗中风病 134 例，另设烟酸对照组，结果清开灵治疗脑血栓形成 111 例、显效率 48.6%，总有效率 81.1%，所显高于烟酸组。用化痰通腑法治疗急性缺血性脑卒中痰热腑实、风痰上扰证 158 例，总有效率 83.3%。中西药合用治疗中风病显示了优势，在用西药（低右）同时使用中药辨证处方，治疗缺血性中风 77 例，显效 53 例（68.5%），单纯中药治疗 43 例，显效 16 例（37.2%），二者差异明显。

1984 年卫生部组成了血证急症协作组，制订了统一的诊断和疗效评定标准。吐

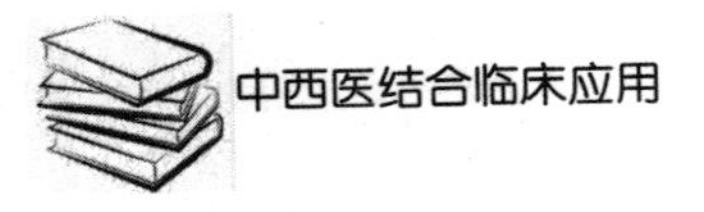

血、黑便相当于西医的上消化道出血等，这段时期研制的针对性较强的专方主要有血宁冲剂、柴地合剂等单味药的研究则以大黄和明矾的研究最为深入。1984 年卫生部中医司又成立了热病协作组（包括南、北方协作组），南方协作组制订了中西医结合诊断高热和疗效评定标准，研制了九个系列单剂量微型口服剂即清热灵、降热宝、解毒通淋、清气解毒、解毒通腑、利胆解毒、抗病毒、清瘟解毒、毒必除。试用于急性上呼吸道感染、成人肺炎、急性胰腺炎、急性肾盂肾炎、流行性出血热等均有明显疗效；北方协作组在制订了风湿病的辨证和疗效标准后也研制了一条列有效方药。

其他如厥脱证、痹证等在这段时期都有了统一的诊断分型标准，临床效果令人瞩目。值得一提的是：有些疾病如慢性肝炎、血液病、出血热等病，辨证分型虽未统一，但总的来看都向着简单完整的分型方向发展，随证用方，皆取得了一定的成就。例如有人认为再障系肾虚所致，临床宜补肾为主。补肾为主中西医结合治疗再障 3000 例，有效率 85.4%，缓解治愈率为 40% ~50%。

医药并重方面，继续重视单方单药的研究，发现了一批活性较强的新结构成分；为适应临床需要，对古方今方进行剂型改变是本段时期的基本特点。

中医药的传统制剂主要是汤、丸、散、膏、丹、酒、露、胶、曲、茶、烟等，近年来，随着科学的发展和临床的需要，剂型的改进和新剂型的研制有了很大的发展。除片剂、胶囊和微型胶囊剂外，还有注射液、冲剂、糖浆、口眼安瓿、袋泡剂、泡腾片、乳针剂、气雾剂、含服剂、滴丸、栓剂等 40 余种剂型。其中的注射液剂型的研制较有代表性。因以往中药制剂主要是口服给药，但口服给药往往作用缓慢，而且对于一些危重病人汤药难进体积容积过大不易吸收，使临床运用受到了极大的限制。

随着近年来对急症的重视，注射液剂型的研究，取得了不少令人瞩目的成绩。全国厥脱证（休克）协作组参照回阳救逆之古方“参附汤”与“回阳汤”的主要组成，取红参、附子、青皮三味药，用薄层扫描法控制其人参皂甙，乌药总碱，昔奈福林含量，制成参附青注射液，用来治疗邪毒内陷所致的厥脱证（相当于感染性休克）。设立西药多巴胺与间羟胺作对照组。参附青组 104 例，显效 50 例，有效率为 84.6%；其中中重度 77 例，有效率 80.5%。西药间羟胺、多巴胺组 31 例，显效 10 例，有效 11 例，有效率 67.7%；其中中重度 27 例，有效率 55.5%。统计数据表明：参附青注射液对中重度的病证疗效明显高于西药多巴胺，间羟胺组。此项成果获 1987 年国家中医药管理局重大科技进步甲级奖。其他为根据“参附汤”研制的参附注射液、据“生脉散”研制的生脉注射液、据“参冬饮”研究的参麦注射液，用于治疗各种原因所致的休克皆取得了较满意的效果。

重庆中医研究所在前一阶段研究成果的基础上，制成“清热解毒针”静脉给药，治疗肺炎等6种感染性病的高热112例、结果疗效并不逊于青、链霉素联合用药的相同病种的对照组。

这段时期，大量的活性单体从中药中分离出来，如青蒿素、棉酚、丹参酮、联苯双脂、异靛甲等。其中由中国中医研究院中药研究所首先从中药青蒿中提取出来的青蒿素、是抗疟药物史上继喹啉类药物后的一个重大突破，它对抗氯喹型疟疾、凶险疟疾、脑型疟疾的治疗达到了国际先进水平，按国际标准研制的青蒿毒栓，注射用青蒿琥酯、蒿甲醚注射液，具有高效速效低毒、与氯喹无高交抗药性以及使用方便等特点。作为一类新药已分别于1986年和1987年通过国家新药审批，其临床研究达到了WHO对抗疟新药的各项研究技术要求。

与内科疾病相关理论的研究在这段时间里非常活跃，几乎涉及了各个方面，成绩显著。但归纳起来，主要体现在流行病学的调查、“证”实质的深入探讨以及药物作用机制的研究等三方面内容。活血化瘀类药物的研究内容广泛涉及血液流变学、血流动力学、病理生理学、生物化学等方面。活血化瘀类药具有较广泛的药理效应，可改善心功能，改善血液高凝状态、提高纤溶活性、防止血小板聚集、降低血脂含量，改善微循环，作用于胶原组织，影响炎症过程等作用规律。此类药物用于冠心病，肝病、肾病、急腹症、脑栓塞等均具有较好疗效。清热解毒类药物的研究由早年偏重子抑菌试验深入到了对机体的全面影响。这段时期的研究表明，此类药物除具有解毒、清热、抗炎外，还具有调节机体免疫功能，调节交感神经—肾上腺功能，改善微循环，保护实质器质等作用。例如大黄牡丹皮汤、白虎汤，六神丸等均能提高巨噬细胞的吞噬功能。

3.2 外科

3.2.1 第一阶段:20世纪50年代至60年代中期

1960年的全国中西医结合研究工作经验交流会上，报告了对急腹症等外科疾病采用了西医辨病、中西辨证论治的方法，进行综合疗法，将整体治疗与局部治疗，治标与治本相结合，对大量的病例进行分析总结。

20世纪60年代中期，在大量临床实践及初步总结，肯定疗效的基础上，摸索出一些中西医结合的手术与手术疗法的适用症，以应用中药、针灸等的经验，在原来西医辨病(诊断)的基础上,结合中医数千年传统的诊疗方法就一般外科感染、急腹症、乳腺病、烧伤、肛门直肠疾病等病症运用中西医的方法结合进行研究,如治疗血栓闭塞性脉管炎的通塞脉1号融合了温经活血、化瘀、清热解毒、养阴补气、调和营卫的治疗方法,又如根据激素周期分泌变化与冲任血海有先冲盈后疏泄的"月盈则亏"样的周期性改变,提出了与传统的疏肝解郁不同的调和冲任法治疗乳腺疾病。在认识到烧伤,尤其是大面积烧伤并发败血症是疾病导致死亡的主要原因,烧伤感染是治愈烧伤的主要障碍的基础上,提出及时有效地控制创面感染是提高烧伤治愈的关键,并通过抗生素与清热解毒中药制成合剂进行治疗,使烧伤患者的败血症发生率较一般处理为低,实验证明对常见感染有较强的抑菌作用。还认为烧伤是火热之邪损伤机体,与温病较为相似,早期宜清热解毒,中期宜清热生津,后期应补养气血为主,兼以调理脾胃。应用针灸治疗方面,选择了胃、十二指肠溃疡穿孔的第一期作为治疗研究对象,结果发现针灸能迅速减轻疼痛,使腹肌松软,精神安定,肠鸣音,排气排便较快恢复。在外科手术时,亦广泛开展了针灸麻醉的研究。

3.2.2 第二阶段:20世纪60年代末至70年代末

这个阶段的特点是:在临床上进一步深入实践,并着手从理论上进行探讨的阶段。由于临床上已积累了较为成熟并经得起重复验证的经验,这些经验通过办学习班的形式,得以在全国普及推广,这又反过来促进中西医结合外科的发展。结合临床研究并以唯物辩证法为指导,初步提出了一些指导中西医结合诊断与治疗的新的观点与原则,并对外科疾病中西医结合治疗中存在的部分难点象阑尾炎复发,胆道排石不彻底等问题做了进一步研究,包括外科疾病病因的中西医结合研究。

在古方应用方面,为了适应时代发展的需要,进行剂型改良,并通过临床药理研究为临床应用提供了理论基础,如用古方生脉饮制成注射液治疗感染性休克,克服了传统剂型对于危重患者的服用不便、不能及时抢救的缺点,还发现生脉饮注射液有抑制毛细血管通透性的非特异性抗炎作用,对IgE抗体介导的体液免疫有一定的抑制作用,对细胞免疫有促进作用,还能增强人体对缺氧的耐受力,对正常人与荷瘤动物的网状内皮系统均有明显的激活作用,能减轻内毒素对机体的毒性,激发肾上腺皮质功能,增加冠状动脉的血流量及增强心肌细胞的收缩等作用。

用现代医学的手段来发掘、整理、提高中医药的方法,弥补了中医的一些缺陷,亦促进了医学的发展。针刺麻醉在外科手术中的广泛使用,扩大了手术范围,特别是对于老年、体弱,和心、肾、肝等脏器功能差,以及对麻药过敏而不宜采用麻醉的患者,针刺麻醉显示了其安全,有效的优点;上述中生理扰乱轻,术后并发症少,康复早,还能节约大量的麻醉药品,具有独特的优点。

随着临床经验的不断积累,与基础结合的逐渐加深,中西医结合治疗外科疾病的水平不断提高,方法日益增多,形式多样,在20世纪60年代至70年代初的中西医结合药物注射治疗内痔的基础上,根据中医“酸可收敛,涩可固脱”的理论,以五倍子、明矾为主制成了“消痔灵”注射液,将内痔注射术分四步操作,提高了临床疗效,且在防止复发方面有积极作用。通塞脉片的基础实验证实该药有抗凝溶栓、扩张血管、促进血液循环,提高免疫机能,抗变态反应等作用,临床疗效明显提高,氦-氖激光照射穴位,治疗急性乳腺炎、鹿角胶注射液治疗乳腺癌、重度烧伤时创面全部中药复方喷洒或外涂使其形成药痂,中药外用能抑制绿脓杆菌生长。

3.2.3 第三阶段:20世纪80年代初至90年代

在急腹症的研究中,中医的“六腑以通为用”治法,经实验证明:通里攻下方药能调整胃肠功能,改善血液循环,因此通里攻下成为治疗急腹症的主要方法,且对于辨证与辨病结合分期,更为客观与便于治疗,肛门直肠疾病研究发扬了中医治疗痛苦少,疗程短、操作简便,又在传统的基础上,按照现代医学切开引流挂线技术予以改进,临床效果颇佳。中西医结合治疗慢性骨髓炎、下肢溃疡、血栓闭塞性脉管炎、乳腺疾病、血管瘤、淋巴结结核、骨与关节结核、败血症等病症,以西医的抗生素、手术疗法治疗局部病变部位,以中医的手法,内服及外用药并举,既调整了机体的功能又直接对病患部位起作用,避免了手术后人体机能降低,对抗生素发生耐药性的副作用,又缩短了疗程,降低了复发率。

3.3 肛肠科

3.3.1 痔疮

注射法治痔的进展用注射疗法治疗内痔、混合痔:1977年史兆岐制成“消痔灵”注射液后,把痔注射疗法推向了一个新阶段,改变了以往的注射法,推行“4步注射法”在临床上取得很好疗效,并获得“神奇的药”的赞誉,屡获国内外金奖。这种疗法在治疗史上再一次走出国门。

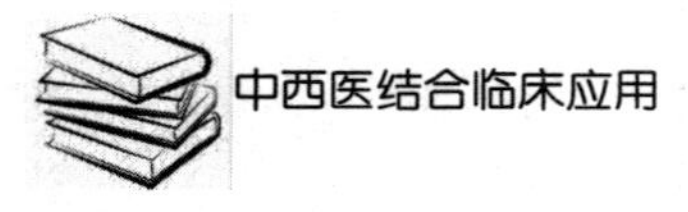

3.3.1.1　枯痔疗法治痔的进展

这是一古老的传统疗法，枯痔散、枯痔钉有含砒和不含砒两种。前者新中国成立初期使用较多，但因毒性较大，屡有砒中毒病例发生，后多改为无砒制剂。1980年以后枯痔疗法应用的报道已日渐减少。

3.3.1.2　手术疗法治痔的概况

治疗外痔、部分混合痔多采用手术方法。手术种类繁多，结扎法，结扎明矾压缩法目前仍有报道，外剥内扎法治疗混合痔是被广泛采用的方法，外剥内扎法治疗混合痔是被广泛采用的方法。对大型痔核可用两针一线结扎法，外痔的治疗方法以切除为主。环形混合痔的手术治疗比较复杂，李兴等对13例进行了环形痔切除术效果满意。胡阶林用肛管成型术治疗环状结缔组织外痔34例12取得较好疗效。段素贤等用外切内扎半闭锁法治疗环形痔据报道效果良好。

3.3.1.3　非手术疗法治痔的概况

20世纪70年代上海长海医院喻德洪、衡水芮恒祥、山东中医学院附属医院、沈阳沈河边痔瘘医院、浙江医科大学第一附属一院痔科、哈尔滨第三医院分别制成套扎器。这些套扎器各有特点；上海长海医院的套扎器小巧玲珑，为单圈附加吸引器型。芮恒祥的第四代吸引器为5圈连发，机身内自带负压吸引和照明装置，配有三种长度吸扎管，不但套扎内痔核，也可在乙状结肠镜下套扎较高位的息肉。其他几种，结构简单、合理，具有一定适用性。近年来又有套扎器报道，说明这种疗法不需麻醉、简便、痛苦小、脱落彻底、并发症少、疗效可靠，具有很广的应用范围。

3.3.2　肛瘘

肛瘘常由肛门直肠周围脓肿或其他原因形成。从穿越肛门括约肌的部位，侵犯肛门周围组织范围的大小，内外口的多少，分为单纯性肛瘘和复杂性肛瘘。由内外口的存在、缺如又分完全瘘或盲瘘。

在20世纪50年代大多数著作中，对肛瘘的发病原因认识是比较简单的，对解剖的认识还是初步的。到20世纪60～70年代就有了较大的进步，标志着肛瘘的治疗进入了一个新阶段。因此在肛瘘诊断、命名方面开始脱离传统“象形”命名或“症状”命名范畴，而改用了更加符合病理变化过程及解剖学标志的命名法。治疗方面在20世纪50年代多沿用传统的中医疗法，挂线多用“药线”配以铅锤，切开多用“弯刀”，自20世纪60年代后期出现了比较显著的变化：更进一步强调处理内口的重要性，认为内口处理正确与否是肛瘘治疗成败的关键。挂线所用的材料质地由“药线”改为“橡皮线”。因具有如下优点，所以这一改革对肛瘘的挂线治疗可称为一次大胆改革：①制线的过程更加简单，不需再用药物反复地煎、煮、浸、泡、风干丝线；②来源更加广泛，几乎可以随处可取；③对绝大部分患者来说免除了“紧线”的过程，患者的痛苦减少，疗程缩短。经过长期的实践总结出：在先人经验基础上吸收新的医学理论知识，产生了切开治疗肛瘘的原因，克服了以往切开的盲目性，减少了肛门失禁的发生率。

在治疗方法方面，也更加多样化。切开挂线法治疗高位复杂性肛瘘这一有效疗法已载入多种学术著作，在临床上取得良好效果。

3.3.3 直肠脱垂

中医对脱肛的认识已经很久了，“脱属大肠气四虚而兼湿热，有久痢气血虚而脱者，有因中气虚而脱者，有因肾虚而脱者”。之后本病的病因一直未脱离“虚、痢”二字。到20世纪50年代痔瘘专著仍沿袭“虚、痢”说，在治疗上以补益为主，常用补中益气汤。20世纪60年代对本病的认识是在继承中医病因传统认识的同时吸收了现代医学知识，丰富了对本病的了解。在治疗上除用补益剂外，还采用了胶布固定法、13%明矾液注射法等。20世纪70年代，有了进一步发展，8%明矾液注射法、明矾甘油注射法、脱肛液注射法等以明矾为主的注射治疗法相继出现，并取得较好疗效。在手术方面，黏膜短缩术，瘢痕支持固定法，肛门环缩术配合中药内服的中西医结合疗法疗效更加显著。20世纪80年代史兆岐用他发明的“消痔灵”(1∶1浓度)治疗直肠脱垂效果良好。20世纪90年代治疗直肠脱垂的非手术疗法仍以注射法为主。注射剂的配方主要成分仍是明矾，这标志着注射疗法治疗直肠脱垂已臻完善。

中西医结合学会大肠肛门病专业委员会成立虽时间不久，但在这一学科中中西医结合工作起步却很早，从某种意义上讲，自从现代解剖、药理、医疗器械等传入我国起，中医的痔瘘科就很快地吸收了其先进知识、与之结合并取得了快速发展。如挂线术从“药线”改成“橡皮线”，注射疗法治疗痔的广泛应用，及现代诊断方法的采纳、中西药联合使用等都可以说是中西医结合在肛肠科的体现。

3.4 妇产科

上海1958年首先认为，中医脏腑学说中有关肾上通于脑，下连冲任而系胞宫，调节女子一生的生殖生理活动的肾主生殖的论述，与现代医学的生殖生理功能，由中枢神经—下丘脑—垂体—卵巢轴的反馈调节有类似之处，应用补肾为主的治疗法则，对生殖功能障碍性疾病进行系统观察，1962 年相继开展了这方面的工作，至八十年代通过大量临床实践，应用补肾治疗功能失调性月经病、闭经、多囊卵巢、不孕症、经前期紧张证、更年期综合征等疾病均取得良好的效果。在此基础上就其机理进行探讨。

生殖内分泌水平与肾阴阳辩证关系的研究，发现对月经失调的肾虚患者检测其尿雌激素总量与血中 E2、FSH，结果显示肾阴虚者，FSH 与雌激素水平均偏高，肾阳虚者均偏低，如席汉氏综合征两种激素均偏低，临床表现为阳虚，而更年期综合征主要表现为阴虚，但 FSH 分泌亢进而雌激素水平却极度低落，揭示肾阴阳虚证在性腺轴功能上不能以雌激素的高低而分，主要与垂体功能和反馈作用有关。补肾治疗对垂体卵巢功能的调节，实验证明是多元性、双向性调节作用。补肾对下丘脑—垂体功能的调节，曾观察多囊卵巢综合征的周围血中 FSH、LH、E 与 T 在补肾治疗前后的动态变化。结果揭示补肾药可能作用于下丘脑，调整 GnRH 分泌作用。

性腺功能与肾上腺皮质、甲状腺功能有密切联系，它们的内分泌功能都是受下丘脑通过垂体前叶调控的，而肾上腺、甲状腺病变能影响性腺功能。如有人将大鼠的甲状腺或肾上腺切除后，使其卵巢 HCG/LH 受体明显下降，用补肾中药可使其受体功能恢复，说明补肾中药能通过机体反应性，提高卵巢对垂体促性腺激素的反应能力，纠正切除肾上腺或甲状腺鼠下丘脑—垂体—卵巢轴的功能低下的补偿作用，提示肾上腺皮质或甲状腺功能低下，也可以从肾论治。以上研究，初步揭示了“肾主生殖”的实质，是指“下丘脑—垂体”轴及其所属的三个靶腺轴神经内分泌功能而言。

近年来中西医结合对女性生殖功能神经内分泌调节，尤其是对下丘脑促性腺激素释放激素（GnRH）、催乳素（PRL）的调节，阿片肽—儿茶酚胺系统和各神经递质在性轴调节中的作用的临床积实验研究，已初步看到了苗头。例如有研究发现绝经后更年期综合征患者血浆 β⁻内啡肽和 5 羟色胺水平明显低于正常对照组，经中药甲蓉片治疗后能回升至正常水平。电针促排卵的研究表明，电针后手指皮温上升，血 β—内啡肽类免疫活动物质（β－EPIS）下降，偏低的血 FSH、LH 脉冲频率上升，则促排卵，排卵率可达 54.4% ~81.5%。提示电针促排卵是通过调节自主神经系统之交感神经活动和调节下丘脑、垂体对 β－BEIS 释放而起作用。最新报告，根据临床用针刺促排卵效果好，为进一步研究其中枢机制，用推挽灌流方法，直接观察电针对清醒雌兔下丘脑 GnRH 释放的影响，研究结果表明，针刺可促进下丘脑内侧基底核 GnRH 释放。以上研究说明补肾中药和针刺还可通过脑内神经递质和阿片肽物质为介导，对生殖功能起调节作用，针刺还可促进下且脑 GnRH 释放，这说明中西医结合研究生殖调节机制发展到中枢神经系统积下丘脑的水平。

1958 年山西省首创中西医结合非手术方法治疗宫外孕，根据中医辨证，宫外孕系瘀血内停，气机阻滞所致少腹血瘀症，以活血化瘀及消症为法则，用活络效灵丹为主方，拟定Ⅰ、Ⅱ号方剂，分别用于不同类型的宫外孕，积累了一千条例的治疗经验，在实践中摸索出非手术治疗各种类型宫外孕的规律，非手术率占同期宫外孕病人的 90% 左右。并观察到患者服药后血浆纤溶酶和胶原酶的活性显著升高，为探讨其机理，进行了动物实验，观察到丹参、桃仁、赤芍、三棱、莪术等药物，可使家兔腹腔内造成的凝血块分解及吸收作用增快，全血黏度降低，红细胞和血小板电泳速度加速，说明这些药物能改善微循环，促进局部病灶吸收，为散瘀作用机理提供了理论依据。此后非手术治疗宫外孕在全国各地相继开展，有的从整体出发，采取综合措施，或配合针灸。七十年代用天花粉段灭异位胚胎，同时用中药活血化瘀，治愈率达 95%。八十年代开始用中药加天花粉或 MTX 治疗，由于二药均有较强的杀灭存活滋养细胞作用，而且又可互补，从而将疗效提高到 98.92%。还有用 Ru486 合并中药治疗早期宫外孕 14 例，成功 12 例。引用先进技术和仪器，将宫外孕诊断和治疗水平又提高到了新高度，如对包块型宫外孕，用活血化瘀治疗前后，以盆腔电阻抗微分图观察血液变化及治疗效果。最新报告对高疑宫外孕患者，经腹腔镜检查确认以及用宫外孕Ⅰ、Ⅱ号治愈后应用，提供了明确的治疗指证，准确的诊断不仅能达到筛选病例的作用，还能观察病程及治疗效果。还有报告用腹腔镜确诊后于异位妊娠的局部注射 MTX，以及用活络效灵丹为主方加减，急性期过后外用定痛膏或子宫丸，其结果是，治疗组血中 HCG 下降转阴、腹痛及包块消失，住院天数，保留生育机能等均优于对照组。

为了进一步了解天花粉对滋养叶细胞杀伤力及保守治疗后患例输卵管是否得到保留通畅，与手术组作比较，观察结果，天花粉组对胚胎的杀伤力，可以与手术切除病灶相比拟，杀伤力强能代替手术，保守治疗成功者，卵管通畅为 70%。有研究结果表明，中药加天花粉治疗宫外孕，不仅效果与 MTX 相近，而且治疗时间短，又无肝功能障碍粒细胞减少等。毒性反应，对该药无过敏反应者可作为首选药。

有报道对子宫内异症患者检查血液中免疫反应项目及环核苷酸之值，阴道涂片查激情素水平，发现肝郁瘀阻型的免疫反应有亢进现象，脾虚型的环核苷酸明显降低，对其治疗，以活血化瘀为原则，对脾胃虚弱者采用保留灌肠及测封方法为主，结合中医辨证有效率达 93.61%。

近几年来，中西结合的临床与实验研究工作均有很大进展，浙江建立人子宫内膜细胞(HEC)离体实验模型，并观察了醋酸棉酚(G)、黄体酮(P)、丹那唑(D)；GnRH 类似物对离体子宫内膜的影响。结果表明;G、P、D 对 EC 的 DNA 合成非常显著的抑制作用,G 对雌二醇受体和黄体酮受体有直接抑制作用,论证了我国首创用手治疗内异症的酚类化合物 G,对 HEC 存在特异的抑制作用,与该药引起 HEC 超微结构广泛损害有关。

南京建立了子宫内异症的动物模型,并发现补气活血化瘀药物对防治用症有一定作用。上海研究提出,以生大黄为主"化瘀通腑"法治疗,并从血液流变学和免疫学方面进一步证实"化瘀通腑"法,能降低血液粘、浓、聚状态,改变局部血循环,从而有助于异位内膜出血吸收和症状的改善,具有抑制机体免疫功能亢进的作用。上海介绍了内异症以活血化瘀治疗,治疗前后运用脉冲多普勒超声诊断仪进行双侧子宫动脉血流动力学测定,结果:治疗后子宫动脉血流量及平均流速均较治疗前明显下降。近来南京报告化瘀消症法治疗子宫内膜异位症,研究表明,本治法不仅改善临床症状和卵巢功能,还观察到抗宫内膜抗体和异位病灶转归有关,提示本治法能改善机体免疫功能。抗宫内膜抗体的测定可作为一项诊断及评定疗效为重要指标。上海报告用雷公藤多甙、与三苯氧胺和活血化瘀中药治疗,有效率为 78.9%,雷公藤多甙有降低体内 E-2 使子宫内膜萎缩,三苯氧胺有较强抗雌激素作用,使巢体激素降低,子宫内膜萎缩,两者合用效果更好,加用活血化瘀药,使症状减轻,提高治疗有效率。

上海报告子宫内膜异位症性周期 β-EP 变化及中药内异方对其的影响,结果揭示:①内异症患者的痛经与经期、黄体期 β-EP 水平低有关。②β-EP 低于正常可能与内异症患者免疫功能缺陷有一定联系。③中药内异方通过提高患者的 β-EP,从而得以解痛,并增强 NK 细胞活性,提高患者的免疫功能。

子宫内异症的中西结合研究对其病理机理诊断治疗等方面已达到国内外领先的水平。

对不孕症的治疗方法:采用辨病和辨证相结合的中西医结合治疗原则,对排卵功能障碍所致的月经病和不孕症,根据中医"肾主生殖"的理论,以补肾为主的人工周期在全国范围内推广应用,还有用单纯中药或针刺治疗,中西药或针药联用。观察疗效是按第二届全国中医结合妇产科学术会议制定的疗效标准分析,都设有西药组双盲对照,使之疗效更可靠,科学性更强。河北等地报道中西医结合治疗继发闭径、月经稀发 149 例,结果表明其疗效显著高于单纯中药或西药治疗组。认为此法治疗更具有一定的优越性,可以相互取长补短,协同发挥调节性轴功能,促使排卵功能恢复,疗效高。在治疗法则上,不断有新的探索,如上海应用补肾活轿、滋阴降火法加乙芪酚治疗高促性腺素闭经 6 例,不仅都出现双相型 BB7 的月经周期,其中二例无反应卵巢综合征,治疗后妊娠。武汉在补肾药基础上加服单位大黄粉吞服，促提卵率提高到72.89%。较对照组有显著差异。

黄体功能不全的排卵障碍也是引起不孕症的主要原因之一，北京报道以舒肝清热、理气通络的中药坤宝Ⅲ号治疗肝郁型黄体功能不全者，发现有89.3%的患者血PRL升高，揭示PRL升高可能为肝郁型黄体功能不全的重要病理生理变化之一，经治疗后血PRL下降，对E2有双向调节作用。高泌乳素血症所致排卵障碍性不孕症，山东介绍属肝气不舒、肝经郁热、黄体不健者用清肝解郁法之丹栀逍遥散加减，对闭径泌乳、无排卵、月经稀发则选用六味地黄、五子衍宗丸和二仙汤加减。合肥用中药及大量维生素B6及炒麦芽均取得一定疗效。上海最新报告中西医结合治疗溢乳性不乳29例，分中药组及中药加溴隐停组，辨证分成气虚血瘀与肝郁气滞两型，治疗均已妊娠，则知单独中药治疗相对较适合于较轻的溢乳症或高泌乳素血症的患者。多地报道均发现经前期紧张综合征可有黄体功能不全、不孕症且不伴发PRL升高，用疏肝解郁治疗均有效。

中西医结合治疗妊娠中毒病，取得一定成绩。在中医治疗方面虽各具特色，但大体可分为两大类；一类为辨证分型论治，根据报道资料说明各医院对本病的分型治法大同小异，基本是阴虚肝旺型用六味地黄汤合天麻钩藤饮加减；脾虚肝旺以天麻钩藤饮合四苓散加减；气滞湿阻以天仙藤散或茯苓导水汤为主；脾肾阳虚型以真武汤合全生白术散为主。一类用协定处方治疗，如用养血熄风汤、止抽散、当归芍药散等，对重症患者多同时加用解痉、扩容、降压、镇静等西药，必要时引产终止妊娠。妊高征的基本病变是全身小血管痉挛，微循环障碍、血流不畅，重度患者并有血容量减少及血液浓缩现象，在血液流变学方面有一定变化，患者常有舌质紫黯或紫点斑块，舌下静脉曲张等现象，都提示有血瘀存在，血液流变性指标，随病情加重而增设，故用活血化瘀及解痉药剂静滴治疗后，各项指标均较对照组显著改善，有效率可达97.5%。在中西医结合治疗病例中，常加用丹参配合其他药物，静脉注射，效果显著，丹参属活血化瘀药，能改善微循环，并能抑制凝血功能和激活纤溶功能，对改善妊高征的病理变化，值得进一步探讨。对妊高征后遗症的处理，有报道亦用中医辨证论治，皆优于对照组，提示系统的应用中西医结合治疗既可促进后遗症早期恢复，也减少了后遗症的残留率。

对妊高征的发生机理，最近有报告用放射免疫法测定32例正常孕妇，43例妊娠高征孕妇的血清肾素（PRA）及血管紧张素Ⅱ（ATⅡ）的含量，同时测定14例妊高征孕妇血清血栓素B2（TXB2）含量。结果提示：妊高征发生及其严重程度与PRA、ATⅡ含量多少无关，可能与血管壁对ATⅡ敏感性增强及其增强程度有关。

生殖免疫性疾病研究：近年来应用辨证论治的法则，对目前国内外西医治疗中感到棘手的某些生殖免疫性疾病，如免疫性不孕，习惯性流产，无反应性卵巢，新生儿溶血，妊娠高血压综合征等病症的治疗都取得了肯定疗效，如已证实健脾补肾治疗，可使某些特异性抗体滴定度下降。在动物实验和临床实践中应用一贯煎和朱砂散，能使妊高征患者特异性抗体滴定度下降，说明其有明显免疫调节作用。有报道对不明原因的习惯性流产的研究中发现母儿间的HLA相容性，是造成流产的原因之一，分别用养阴清热益肾安胎法、养血行血健脾益肾安胎法，再配合维生素C、E成功率达96.49%，高于国内外水平。最新报道用经验方"固胎合剂"防治骨胎的临床与药理研究，其治愈率为95.05%，研究证明该药除能抑制不宫平滑肌收缩，与黄体酮的保护作用相当外，还能增强机体免疫功能(体液免疫)。

近来神经内分泌与免疫系统间的调节环路学说已成为引人注目的课题。然而，以生殖内分泌-免疫调节为研究出发点，探讨更年期综合征的发病机理，并探索以补肾为主的中药治疗本病，对这类妇女生殖内分泌-免疫调节功能产生何种影响国内外尚未见报道。最近上海领先报道了"更年健"对更年期综合征妇女生殖内分泌-免疫功能的调节的研究、结果说明，由于内分泌-免疫调节功能紊乱造成更年期综合征妇女的临床症候群，应用"更年健"剂治疗后，患者生殖内分泌-免疫调节功能从紊乱恢复达到新的调节平衡，因而症状改善。这不仅对肾主生殖及肾主骨生髓的中医理论予以科学解释，而且验证了神经内分泌-免疫网络学说的客观现实性。

3.5 儿科

中西医结合儿科产生后的首要工作，是论证中医药对儿科疾病的疗效，验证中医药学的科学性。这是萌芽时期的"扎根"阶段，是特定历史时期的首要工作，是当时中西医结合领域的中心任务。虽然目前这一工作至今仍需继续开展，但在中西医结合发展史上，萌芽阶段的论证和验证工作对中医学的生存，做出了不可磨灭的贡献。

其中具有代表性的工作有许多，例如，20世纪50年代叶仁德，运用麻杏石甘汤对小儿支气管肺炎进行了治疗并进行了疗效对比观察。叶氏将患者分为单纯中药组、中药加西药组及单纯西药组等三组，通过对照组的设立，增强了中医药疗确切的说服力，其结论在当时颇有影响。

在这一发展阶段中，儿科工作者还对中西医的许多认识进行了对比性研究，产生

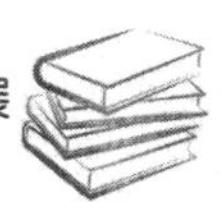

了一系列对中西医结合有巨大推动作用的新见解。例如,20 世纪 50 年代著名儿科专家江育仁通过细致的观察认为,小儿肺炎的临床表现与中医学温病的风温类似,该病可以用中医“肺闭”命名。这一认识上的突破带动了整个中西医结合临床水平的提高,为现代医学疾病借鉴古代中医学辨证论治规律提供了理论指导,使得中西医结合事业得以与古代中医药文化衔接,为继承祖国医学遗产奠定了认识上的基础,为挖掘中医药宝库提供了有力的思想工具。

总结 1949 年至 20 世纪 70 年代初这一阶段的中西医结合儿科整体水平及各种工作,可以看出该时期的工作是:“以继承求疗效,以疗效求生存”。虽然水平不算很高,但奠定了基础、赢得了信赖,是中西医结合创始而且卓成建树的阶段。

从 20 世纪 70 年代初至 70 年代末。本阶段的突出进展是总结辨证论治规律、突出中医特色,同时进一步提高临床疗效。

经过 1949 年至 20 世纪 70 年代初的萌芽阶段,大量验证和论证工作已经证实了中医药治疗儿科疾病的确切疗效。在此基础上,中西医结合儿科的发展逐渐步入了健康发展的轨道,中西医结合儿科工作的重心已经转向了“突出中医特色,总结自身规律”这一重要历史时期,是中西医结合儿科由“求生存”向“求发展”过渡的探索时期。中西医结合在这一时期中,逐渐摆脱了对西方医学“靠拢”和“依附”的地位,发展成了拥有自身体系的与西医并列的医学代表,中西医结合也从此走向成熟。

萌芽阶段的成功,使中西医结合工作者从思想深处赢得了自信,探索自身规律形成了中西医结合工作的主流,迎来了中西医结合发展的又一个发展阶段。1973 年至 1976 年,全国防治小儿肺炎协作组经过三次研讨,制订了小儿肺炎辨证分型标准,其中包括风寒闭肺、风热闭肺、痰热闭肺、热毒炽盛及正虚邪恋等证型,总结了各证的辨证要点及治法方药,是中西医结合儿科走向规范化的里程碑。

运用中医辨证论治规律治疗儿科疾病取得了较好的疗效。北京友谊医院儿科运用中医药治疗婴幼儿肺炎 570 例,分别以护肺降逆和清热化痰为法,用肺炎合剂及肺炎 2 号进行治疗,结果取得 99% 的治愈率。中国中医研究院西苑医院儿科根据中医学基本理论和小儿肺炎的病理变化,主张把清热解毒法贯穿小儿肺炎治疗的全过程以解决主要矛盾,选用清肺Ⅰ号(主要药物有炙麻黄、杏仁、生石膏、银花、连翘、黄芩、荆芥穗、知母、板蓝根、鱼腥草等)及清肺液(主要药物有黄芩、栀子、大黄等)进行治疗,同时应用生脉饮(包括人参、麦冬、五味子)以保护气阴。在治疗的 173 例小儿肺炎中,痊愈 167 例,好转 6 例。此结果表明以中医治则指导疾病诊疗可以提高疗效,说明中西医结合儿科临床已由验方治病,发展到了辨证规律研究的阶段。

从20世纪80年代初至今。本阶段是中西医结合儿科卓有建树的提高阶段。在这一阶段中，中西医结合在求生存与求特色的基础上，逐渐步入了系统深入的健康发展道路。其间突出的作为是进行了一系列科学性很强的临床与实验研究，表明中西医结合儿科进入了蓬勃发展的新阶段。在这一历史时期中，中西医结合儿科工作者，对小儿肺炎、小儿腹泻、小儿厌食症、小儿肾炎、小儿癫痫等疾病进行了大量的临床与实验研究，同时在新生儿疾病及小儿急性传染病等诸多领域，也取得了丰硕的研究成果。

在新生儿疾病研究方面，中西医结合治疗新生儿溶血症，从20世纪70年代的西药、换血为主，转变为中西医结合为主的新阶段。通过远期随访，证明中医药可以避免核黄疸的发生。李思堂及井永强等氏，运用中西医结合的方法治疗ABO型新生儿溶血症，可以使胎儿免受影响。裴学义诊治新生儿肝炎综合征治愈率达72.6%。

在小儿急性传染病研究方面，中西医结合的优势日益得到了发挥。在诊治麻疹、白喉、百日咳、痄腮、猩红热、流行性乙型脑炎、小儿麻痹证、中毒性菌痢方面，均取得了较好的成绩。特别是在防治乙脑、小儿麻痹证、中毒性痢疾等方面进展卓著。如刘明武运用中西医结合抢救措治疗菌痢休克24例获得成功，患者在24小时内脱离休克状态。湖北中医药大学儿科利用复方红蚤休静脉注射液及糖浆治疗流行性乙型脑炎，使其治愈率提高到94.2%。各地临床工作者在治疗小儿麻痹症方面，筛选认为葛根芩连汤在急性期疗效满意，而后遗症治疗采用口服、熏洗、穴位注射等综合疗法效果较好。

中西医结合治疗小儿腹泻具有独特的优势，尤其是在治疗小儿非感染性腹泻方面有独到之处，如卡兴亚的通补法的运用等。此外，中西医结合治疗小儿病毒性腹泻，其轮状病毒亦能在短时间内转阴。

中西医结合小儿肾炎的成果颇丰。临床发现，对激素和免疫抑制剂无效的肾炎患儿，应用昆明山海棠可以缓解病情，并对减少蛋白尿的排出有一定的作用。此外，雷公藤制剂可以促进肾炎病变消退，具有使血浆蛋白上升的作用；党参及丹参对促进肾的代偿功能有一定的作用。在治法治则研究方面，中西医结合儿科工作者在传统辨治的基础上，结合现代医学对本病病因病机的认识，总结出了活血化瘀与清热解毒合用治疗小儿肾炎的有效方法，该方法可以抑制肾小球萎缩和纤维组织的增生，是辨证论治内容的发展。

中西医结合治疗小儿肾病综合征是一个中西医结合的成功例证。其一，中药可以拮抗激素的副作用及并发症；其二，中药可以防止撤减西药后的反跳现象。因而，中西药配合使用的方法，在小儿肾病综合征临床中被广泛采纳。中药除可以拮抗激素的副

作用外，还可以缓解环磷酰胺等细胞毒药物引起的症状，并能改善高凝状态、消除水肿、清除尿蛋白、提高免疫功能等。

中西医结合在抢救癫痫持续状态、控制癫痫大发作方面积累了许多宝贵经验。如陈建家从石菖蒲中提取 α－细辛醚注射液与脱水剂合用静注，抢救 18 例癫痫持续状态患者取得成功；匡培根等对应用足量抗惊厥药物治疗不满意的 32 例癫痫患者，用青阳参煎服取得疗效。此外，王胜海等用动物脑组织制成注射液治疗小儿癫痫，丰富了祖国医学以脏治脏的内涵，是小儿癫痫研究的又一进展。

总结八十年代以来的中西医结合发展史可以看出，这一时期的工作已经使中西医结合儿科具有了相当高的水平。不仅取得了较好的临床疗效，而且在基础研究方面做了大量的工作，是中西医结合儿科蓬勃发展的重要阶段。

总之，中西医结合儿科，从中华人民共和国成立初期的验证疗效，到 20 世纪 70 年代左右的特色探索，直至 20 世纪 80 年代以来的深入提高，走过了从无到有、从依附西医到自身提高的深刻变革与发展，迎来了进一步腾飞的新时期。

3.6 皮肤科

3.6.1 急性皮肤病

皮类湿疹类疾患。一般人的印象中医只治慢性病，而通过近年来的报道及临床实践，中医中药治疗急性皮炎、湿疹类疾患疗效很好，尤其是近年来进行了大量基础实验研究。陈学荣先前和苦参注射液治疗湿疹皮炎有效，进一步通过实验研究发现苦参总硷、氧化苦参硷、均能抑制环核苷酸二酯酶活性，有抗变态反应作用，他用苦参素治疗的实验性动物模型，可观察到红斑发生率比对照组明显降低。陈智等用多塞平贴敷针灸穴位神阙穴，治疗急性过敏性皮肤病，有显著疗效；有用量小、副作用少的特点。陈德宇等根据中医理论、配制中药酸甘止痒合剂，治疗急性瘙痒性过敏性皮肤病，取得了较好的疗效；进而通过实验研究、证明该药剂有明显的抗组织胺和降低毛细血管通透性的作用。张志礼等研制中药石蓝草煎剂、治疗急性皮炎、湿疹类疾患，经 440 例患者临床观察，治愈率 90.1%，明显优于西药对照组的 75.5% 的治愈率。平均治愈时间 7.3 天，比对照组缩短 43.9%。他们还通过药理药效学动物试验，进一步证明该中药复方制剂有显著的抗炎、抗过敏作用，可对抗由组织胺、5 羟色胺和前列腺素引起的类性渗出，可明显降低炎性组织中前列腺素的含量，有抑制Ⅰ型的Ⅳ变态反应、调节免疫功能、改善巨噬细胞吞噬功能及减轻炎性毛细血管通透性增加的作用。以上成果显示出中西医结合皮肤病治疗研究的重大突破，代表了研究工作的发展方向。

3.6.2 银屑病

银屑病发病率高，治疗困难，且易复发，目前仍是国内外皮肤科领域的重点研究课题。中医中药治疗银屑病过去虽有很多报道，但多属于一般临床疗效总结观察，显效率在50%～80%不等，归纳起来中医辨证多分为血热、血燥、血瘀、湿热、毒热、冲任不调等型，治疗多数采用清热凉血、养血润燥、活血化瘀、除湿解毒、调和冲任等法则。

近年来许多研究有所突破。庄国康等用克银丸治疗银屑病，总有效率达94.4%，并经过电子显微镜检测发现，治疗后皮损超微结构的变化，证实治疗后角质细胞表面微绒毛数量减少、微绒毛的分布从密集变为稀少、从带蒂的蘑菇状变为短小的棒状、部分角质细胞上的“洞”消失等，为临床治疗有效提供了实验依据。

林熙然等用中药喜树提取物喜树硷，配制酊剂外用，治疗银屑病101例有效，并以两种动物模型即小鼠阴道上皮和鼠尾鳞片表皮进行实验研究，证明喜树硷能抑制表皮细胞分裂，促进颗粒层表皮细胞形成，从而使银屑病表皮的增生与角化不全病变得以抑制和纠正。近年来并通过动物实验和模型观察异靛甲对上皮增生及表皮分化的影响，与氨甲蝶呤和喜树硷的比较，探讨其作用方式的异同，又观察到该药对银屑病患者和实验动物血浆环核苷酸的影响，结果证明异靛甲的作用方式主要是促进表皮的正角化，对细胞有丝分裂的抑制较弱，因而很少产生骨髓抑制和肝毒性，证明从中药青黛开发出来的双吲哚类药物，有可能成为治疗银屑病的新型药物。

谢晶辉等用抗表皮细胞增殖的中药半边莲、石见穿、白花蛇舌草等治疗很眉病84例，总有效率78.4%。南京地区皮科协作组用山豆根、菝葜、丹参等治疗银屑病65例也取得较好疗效。

张国盛等采用口服中药白芷制剂加黑光照射治疗银屑病有效，通过实验研究证实中药白芷内服外加黑光照射两种因素协同才能抑制DNA合成，两者缺一不可。

秦万章等用活血化瘀法治疗银屑病，并通过微循环检测、血液流变学等指标观察245例，证实随着皮损的消退，甲皱皮肤毛细血管变化明显好转或恢复正常，24例全血黏度、红细胞电器时间、血球压积均有明显改变。

近年来张书元等在用土茯苓汤治疗银屑病有效的基础上，对进行期患者做了超氧化物歧化酶（SOD）的研究，证实治疗前后表皮SOD含量有显著差异，说明中药有促进

SOD 形成的作用。

郑茂荣等根据银屑病患者多核粒细胞(PMN)对低浓度的白三烯 B4(LTB4)的趋化反应显著增强,以及黄芩甙治疗银屑病有效的经验,进行中药黄芩甙对银屑病 PMN 与 LTB4 的趋化反应影响的研究试验,结果证明,黄芩甙可以减少银屑病患者 PMN 对 LTB4 的趋化反应,证实了黄芩甙治疗银屑病的机理。

这些成果都反映了我国中西医结合治疗银屑病科学研究的新进展,在基础理论研究方面有了进一步的深入,这一研究工作已进入世界先进行列,只要进一步组织力量、加强协作,努力探索,预计在不久的将来,中西医结合治疗及预防银屑病复发等方面,还会取得更大进展。

3.6.3 硬皮病

中医对硬皮病采用益气活血化瘀、温经通络的治疗法则,已经开辟了治疗的新途径。实验证明,中医中药治疗可以改善局部微循环和结缔组织代谢两个环节,而对自主神经和内分泌功能起调节作用。部分患者采用中医药配合低分子右旋糖酐、菸酸、维生素治疗效果更好,有效率在 90% 以上,显效率可达 30% ~40%。李君蒂等用积雪草(落得打)提取积雪甙治疗系统性硬皮病 45 例,局限性硬皮病 45 例,前者有效率 77.8%,后者有效率 85%,实验证实其能改善免疫功能,抑制成纤维细胞增殖,对上皮细胞有复活作用。张曼华等用中药益气活血温阳、配合中剂量激素治疗硬皮病,取得了比单纯中、西药物治疗好的效果。秦万章等用单味中药丹参,苑勰等用当归、毛冬青等,谢晶辉等用薄盖灵芝治疗硬皮病,都取得了较好的疗效,并进行了实验研究。

3.6.4 系统性红斑狼疮

近年来对该病的治疗研究做了大量工作,据国内 54 篇论文,828 例初步分析,采用中医辨证与西医辨病相结合的方法,认为本病属中医虚证范畴,治疗多采用扶正固本、活血解毒的法则。实践证明,急性发作期以皮质类固醇激素等西药为主,辅以中药清热凉血解毒,控制病情后逐渐减少或停用激素,以养阴益气、健脾益肾、活血通络的中药长期调理,可以明显降低死亡率,延长存活时间,改善生存质量,使患者长期保持病情缓解稳定。庄国康等以中药为主治疗红斑狼疮,初期以大剂量激素辅以中药,以后逐渐以中药为主辅以激素,可较快消除临床症状,改善预后。张志礼等用同样经验治疗 677 例,分三组对比观察,中西医结合组的近期治疗总有效率,远期随诊缓解率、10 年以上存活率及生存质量等指标均明显优于单纯中药和单纯西药治疗组。有显著的统计学差异。张镜人等治疗 103 例,中西医结合治疗组总有效率 84%,单纯西药对照组67%,前者死亡率14%,后者29%。湖南医学院一附院内科治疗100例,中西医结合组32例,有效率71.2%,西药对照组38例,有效率52.6%。秦万章等用雷公藤、昆明山海棠、复方金荞片等治疗红斑狼疮都取得了较好疗效,经对其主要成分进行药理研究,雷公藤总甙有免疫抑制及抗炎作用。秦氏用雷公藤治疗本病43例,有效率达93%。庄国康用青蒿素治疗盘状红斑狼疮取得满意效果,通过治疗后超微结构检测,发现本品对皮损中血管内皮细胞、组织细胞内的副粘病毒网状结构有促进其消退作用。这些研究说明中西医结合治疗红斑狼疮具有广阔前景。

3.7 耳鼻咽喉科

第一阶段,20世纪50年代中期至20世纪60年代中期。以中西医综合治疗为起点,进行临床病历分析总结,注重发挥中西医治疗不同疾病及疾病不同阶段的长足之处。

本阶段是处于中西医结合工作的探索和尝试,起步于中西医的综合治疗,对有关本学科中的一些常见病证进行分析总结,注意发挥中西医在对耳鼻咽喉科有关疾病不同阶段治疗方面的特点和优势,不断提高临床疗效,在20世纪50年代中期,就有关于用鸦胆子油治疗外耳道乳头状瘤;用黄连液治疗慢性上颌窦炎,中药苍耳子治疗变态反应性鼻炎;养阴清肺汤治疗白喉等临床报道。为多病种诊治方面的中西医结合工作的开展起到了一定积极作用。

针刺疗法在中西医结合工作中广泛应用的同时,使其在耳鼻咽喉科方面的工作也取得了进步,从临床常见病的治疗,手术前后,到针刺麻醉方面,在不断应用中,积累了一定经验。

第二阶段,20世纪60年代末至70年代末,在临床研究不断深入的基础上,采用科学实验研究方法,在理论与临床结合研究方面开始了新的探索。

临床经验的积累与总结,为中西医结合工作的进一步发展奠定了一定基础,使其在研究思想及水平上有了提高,促进了新的观点,新的研究手段的产生,形成和推广应用。

中西医结合针麻研究工作方面,1975年全国重点十大针麻手术,耳鼻咽喉科中上颌窦根治术被列入其中之一,并于同年在吉林召开了全国上颌窦针麻协作单位会议,专题讨论了有关问题。到20世纪70年代末,在耳鼻喉科开展的针麻手术(包括耳部、

鼻部、咽部、喉部及气管、食管手术)已达30余种。其中对喉全切除术的针麻效果评价是:临床证明,术时病人合作好,尤其在缝合咽口时,可令病人做吞咽动作,以检查咽口缝合是否严密,或在作发音重建时,可令病人试作出气和发音,术后分泌物均少,护理工作简便。实践经验的建立和逐步的积累、丰富、为针刺麻醉在手术中的应用起到了积极推动作用。

中西医结合研究工作的不断深入发展,运用现代科学实验研究方法和手段,对基础理论与临床的研究,特别是对中西医结合治疗水平上的提高有其重要的地位,在提高对耳聋的临床疗效方面,运用现代科学研究方法,探索中医“肾”与耳的关系,临床实验研究发现,肾脏与内耳的一些细胞在生理功能、形态结构和酶的含量与分布方面都有相似的特性,特别是对于内耳有毒性的抗生素,对肾脏亦表现毒性作用,抑制肾功能的利尿剂,同可以使人和动物耳聋……实验证明:肾脏与内耳在对疾病和药物反应方面,具有共同的特点,这对探求中医“肾”与耳功能的生理基础,提供了重要线索,为中层“肾虚可致耳聋”的理论提供了客观依据。

本阶段的中西医结合工作,已从中医方药在临床中的运用,提高到对于中医治法的运用和研究。中医的活血化瘀法运用于耳鼻咽喉科相关的急、慢性炎症的治疗,取得了较好的疗效。实验证明:活血化瘀具有扩张血管,增加血流,改善微循环,软化结缔组织以及抗感染等作用,可减轻炎症反应,促进炎症吸收,使炎症局灶化,减轻病理损害。根据中医“异病同治”这一理论基础,用活血化瘀方法治疗由于瘀血而致的鼻出血的患者,并从血液流变学加以分析研究,指标测定表明,鼻出血患者凝血因子和血沉值明显升高,均可导致血液黏稠度增加,形成了“血瘀”的病理基础。用活血化瘀法治疗后,消除了这种病理状态,血运畅达,血循常道,出血自止。

第三阶段,20世纪80年代至90年代初,在中西医结合工作中,运用多方位,多途径,深入探索中西医结合基础理论,现代科学技术及临床的有机结合,提高了研究的整体水平,加速了中西医结合工作进程。

经过长期的不懈努力,中西医结合工作已有了可喜的成绩。加强基础理论,临床与现代科学技术相结合的研究,以科学指标加以判定分析,在治疗方法上得以逐步丰富。新的药物剂型,不同的给药途径,使临床疗效不断提高,与此同时,在中西医结合工作经验的总结,推广及临床应用方面做了大量工作。1987年在天津召开的中西医结合耳鼻咽喉科学术研讨会,上百篇论文,对数十种疾病的研究治疗经验进行总结,开拓了结合工作的新领域,展现了中西医结合工作在耳鼻咽喉科方面新的前景。

多年来,中西医结合治疗感音性耳聋的研究工作一直在继续。从临床治疗分析,

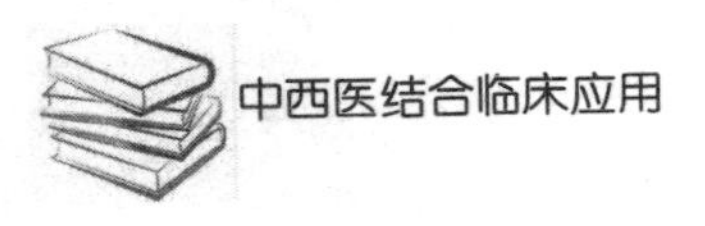

提高疗效，到开拓新的治疗思路；从初起的中药、针刺、针药结合逐步发展运用耳针、电针、耳穴压药，穴位注射等中医结合多种综合治疗手段及在基础理论方面的研究进展，均有了不同程度的提高。

在开展对“肾主耳”“肾虚耳聋”和中医基础理论研究工作中，运用现代科研手段，临床实验发现，感音性耳聋患者治疗前后血清铁水平变化与疗效有关，临床肾虚耳聋患者耳聋程度愈重，其血清铁含量愈低；治疗后听力恢复，好转者血清铁水平多有升至正常范围，听力无提高则血清铁水平无变化。临床实验观察结果，肾虚导致耳聋及从肾政治的中西医综合治疗，疗效较为满意。随着学术观点的更新，活血化瘀法运用于感音性耳聋的临床治疗，如中药剂型改革后的复方丹参注射液，当归注射液等配合西药合理应用，提高了临床疗效，总有效率达 70% 以上。在活血化瘀治疗感音性耳聋临床实验说明，活血化瘀药物能够改变内耳微循环，降低血黏稠度。防止血球凝集，血栓形成，促进组织修复，改善耳缺血，缺氧所致的代谢障碍，从而达到改善听力的效果。但从临床中也认识并提出，在今后的研究工作中，应在诊断疗效判定标准等方面需要做大量工作。

几十年来免疫学的新进展，对变态反应性鼻炎的中西结合工作也起到了推动作用，正沿着规范化、系统化、科学化、标准化方向发展。1985 年 6 月召开了全国中西医结合防治变态反应性鼻炎学术研究会，对有关本病的中西医结合若干问题进行了专题性的探索研究和以往的临床经验总结，并提出了变态反应性鼻炎中西医结合治疗标准草。

中西医结合治疗变态反应性鼻炎的研究，根据中医对本病治疗多从肺脾肾三脏诊治入手，提出了“湿肾健脾、补气固表”的治疗思路，并对临床常用的有关药物进行了药理分析。药理实验证明，温肾健脾，扶正固表对本病治疗作用是多方面的。可使 IgA、IgG 水平提高；其药物具有肾上腺皮质激素样治疗作用，而无激素类药物的副作用，并可促进 CAmp 升高，cGmp 下降，从而抑制组织胺等介质的释放。中医药从多方面改善、消除过敏状态，通过调节来恢复患者体内自稳平衡环境，而改变体质。在中西医结合的治疗中，除了中药的应用，耳穴压药，西药中医穴位封闭，冷冻，激光等综合方法，使临床疗效有了一定的提高。

中西医结合对耳鼻咽喉科感染性疾患的研究，以西医辨病与中医辨证相结合，中药为主或中西药综合治疗方法，应用于急性扁桃体炎、急性咽炎、会厌炎、急性鼻炎、鼻窦炎等多种急慢性感染性疾病，运用滋阴清热解毒的银花，大青叶，玄参、麦冬等治疗急性化脓性扁桃体炎，作用优于西医的对照组，中药对体温下降更有效，两天内下降率

58.4%。即可消除炎症又可中和毒素。会厌炎属急证之一,对西药过敏反应或不明感患者以中药清热化痰散结利咽为主,偶配合西药使用,效果尚好。中药治疗急慢性鼻窦炎,减少或避免鼻窦穿刺冲洗,在改善症状与引流方面的作用是显著的。中医药在感染性疾患中应用,病种逐渐增多,减少了抗生素过敏,耐药及药源性疾患情况的发生,降低了手术比例,缩短了病程,提高了综合疗效的作用。

中西医结合对急症的研究,如鼻出血,填塞压迫为传统的主要止血方法,采用中西医结合方法,根据中医对"热迫血行",气虚血失统摄及瘀血可致出血证发生的辩证思想,以清热凉血、收敛止血,散瘀止血,益气摄血等法,局部症状与全身症状相结合,减少或不采用填塞压迫止血而达到了有效止血而目的。针刺法,消痔灵鼻腔黏膜出自点处黏膜下注射中药制粉外敷,低温冷冻及激光凝固鼻腔出血点,方法简单,见效快,患者痛苦小,应用较为广泛。

中西医结合对美尼尔氏病的研究,临床观察证明,西药组镇静剂能很快控制眩晕症状,但易反复发作,而中药组对眩晕改善显较西药长,但疗效稳定,较少反复。对耳鸣耳聋症状的改善,中药疗效明显以西药组好,用中西医结合治疗美尼尔氏病,痊愈率较西药组提高28.6%,无效率降压7.6%。

用中西医结合方法治疗分泌性中耳炎,在先行鼓膜穿刺后,加内服清热祛湿通络中药,减少了鼓膜穿刺,降低了鼓膜切开率,缩短了疗程,复发率也得到了一定控制。

本阶段还召开了全国中医耳鼻咽喉科学术研讨会,许多从事中西医结合工作的人员到会总结,传授临床研究体会及治疗经验,使中西医结合工作的开展更加推进了一步。

3.8 眼科

20世纪50年代中期,在国家中医政策的号召下,一大批西医眼科医师经过系统的学习中医以后,加入到中医眼科队伍中来,为中医眼科队伍补充了新的血液。从此使眼科的中西医结合工作有了长足发展。20世纪60年代中期,各种新医疗法广泛开展,中药离子导入法,中药穴位注射法,西药穴位注射法等,对一些眼底病,慢性病亦有一定的疗效。例如穴位埋线法治疗角斑翳,有一定的疗效。另外,此法还用于治疗视神经萎缩、视网膜色素变性、近视、黄斑扁平脱离,视网膜动脉阻塞等病。眼科领域里的针刺麻醉的研究开展于20世纪50年代末,经过长期的临床实践,眼科的医务工作

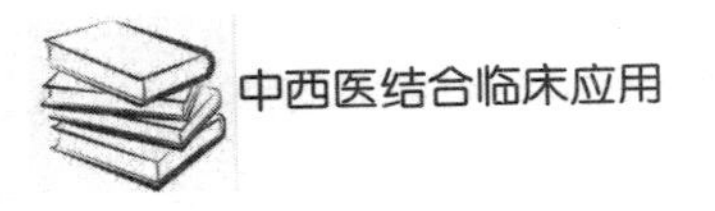

者探索出了丰富的经验。至20世纪70年代初，针刺麻醉手术获得了成功，并已用于青光眼、白内障、眼内异物、视网膜脱离以及斜视、睑内翻、泪道阻塞等二十多种手术，成功率达90%左右。穴位的筛选也经过了长期的、细致的工作。现最常用的穴位有合谷、支沟、内关、阳白、鱼腰、太阳、攒行、球后及配合耳针、足针。

从20世纪50年代末开始，眼科界对中西医结合治疗白内障进行了研究，经过多年大量的临床实践，总结出一条中西医结合的特定的手术方法，创造了独特的具有中医特色的手术方法。即在中医针拨白内障的基础上，发展有套、吸、挟等多种方法。这种术式方法简便，手术时间短，切口小，愈合快，病人痛苦少，视力矫正良好，得到了国内外中医眼科界的好评，多次通过鉴定确认为中西医结合的科研成果。

多年来，人们一直在探索中西医结合的最佳道路，经过二十多年的探索，中西医眼科医师大都认为，利用现代科技手段进行检查，辨病与辨证相结合是中西医结合诊治眼病的基本途径。除临床之外，人们还试图从理论上进行结合与沟通，陈达夫经过几十年的临床实践与观察，曾在内眼结构与脏腑关系方面作了大胆的探讨。他将用现代仪器检查所见的各解剖部位，按中医的传统理论归属各个不同脏腑和经络。例如：脉络腹属于少阴心经；视神经、视网膜、虹膜、睫状体、睫状小带属足厥阴肝经；玻璃体属于太阳肺经；房水属于少阳胆经；眼中一切色素属于少阴肾经；视网膜黄斑区属于脾脏，以便于进行辨证论治，在临床实践中加以适用。

20世纪80年代以来，眼科的中西医结合工作发展较快，中西医结合的眼科队伍也在不断扩大。既有基础理论，又接受了系统临床技能训练的中学西、西学中的人员形成了新型的眼科队伍并逐渐壮大。为了进一步发展眼科的中西医结合工作，各中西医结合眼病协作组于20世纪80年代初相继成立，同时制定了专题研究计划。在常见内眼疾病的中西医结合治疗方面，已逐步做到了根据中西医理论、辨病与辨证相结合，进行中西医结合治疗。特别是对一些眼科疑难症，经中西医结合治疗后，收到良好的效果。例如对于视神经萎缩的治疗，经现代仪器检查确诊，中西药配以针刺疗法综合治疗，其结果有效率达50%左右。西药以扩张血管药为主，中药的基本方为党参、生地、丹皮、赤芍、丹参、茯苓、川芎、柴胡、桂枝、石斛、青葙子、石决明、枸杞子、菟丝子。针刺主穴：球后、翳明、光明、睛明、肝俞、肾俞；配穴：合谷、太阳、解奚、三阴交、阳陵泉。

手术前后的用药，为眼科的中西医结合开辟了一个新的领域。特别是术后用药，根据病人术中，术后的反应进行辨证，给以中药治疗，可以减轻术后反应，促进创口愈合，加速恢复，提高视功能。都收到了满意的效果。进入20世纪80年代以来，眼科领域里的中西医结合工作有了迅猛的发展。从诊断、治疗、科学研究等各方面得到升华。

在诊断方面，人们利用先进的现代仪器和检查手法，与中医的辨证分型相结合进行了对各种疾病的探讨，例如对于中心性视网膜脉络脉病变，经过眼底检查，结合全身症状进行辨证分型。有学者认为，视膜黄斑部水肿为脾虚运化失常型；渗出期及水肿渗出消退而见色素紊乱者，多为肝肾不足型；渗出严重者多属气血瘀滞型。在治疗中有以中药为主，辅以西药，有以中西药并用。在眼科急症方面，人们利用中西医结合的方法，进行了大胆的尝试。对视网膜动脉阻塞一病，人们曾对中西药并用，单用中药或西药进行了比较，其结果，经过局部和全身辨证，中西药并用组优于其他两组。

现代药理学的发展，进一步为临床治疗所利用。在眼科急症的用药方面，人们亦利用现代中药药理学的观点去认识。在治疗中，大都使用丹参、当归、红花、赤药。丹参能使血液黏度降低，血细胞聚集性减轻，血流加快，有抗凝作用。当归、红花、赤药有缓解血管痉挛或减少血管阻力，扩张血管，增加血流量等作用，故对于老年人动脉硬化，血栓形成引起的眼部动脉阻塞，根据中药的药理作用，中西药并用，疗效显然优于单用西药或中药。

现代科学研究的进展，为临床治疗提供了有利条件，现代医学中，结膜微循环已成为探索心血管系统疾患的重要窗口之一。中医认为，脏腑有病必现于轮。通过观察，结膜微循环障碍，结膜出现微血管瘤，囊状扩张，丝球体多位于肝肾两廓，所以结膜微循环障碍可反应脏腑的变化。这就提示我们应针对相应的脏腑病变进行治疗，可以利用活血化瘀之法，改善微循环。对眼科疾病活血化瘀的研究，近年来引起人们的注目。活血化瘀是中医的基本治法之一，近年来在医学领域中广泛开展的中西医结合、运用现代科学知识和方法，对活血化瘀加以研究提高。同样，在眼科领域里，本法的应用范围也日渐深广。临床上将瘀血性眼病分为外眼和内眼两大类。凡眼睑、结膜、角膜、泪器、虹膜等部位的炎症，如睑腺炎初起，眼睑蜂窝组织炎早期，沙眼进行活动期，角膜炎消退期，巩膜炎、急性虹膜睫状体炎，外伤所致的眼部创伤，积血，或血管瘤等，局部表现为充血、浮肿、硬结而触痛、渗出、出血或新生血管网形成或赤丝虬脉等证候明显者，均属外眼血瘀性眼病。原则上应按其发病部位所属脏腑用药，尚须根据血瘀之多寡与活血祛瘀法灵活加减合用，以促进病灶的吸收。眼部病属内障眼病范畴。过去由于历史条件的限制，没有可靠的检查手段，故认为内障眼病，外不见证，从内而蔽，仅凭患者自觉症状进行诊治，以内虚立论者不少。根据多年体会，眼底病早期多为实证，且与气血、痰湿关系密切。然亦有虚实夹杂者，须细辨之。由于视网膜的血管是脑血管最末梢的分支，眼底病的各种改变，无不与微循环障碍有关，故对于眼底的炎症性、出血性和退行性等改变，应视为微循环障碍在眼部表现的结果。治疗需使用改善局部微循环的药物。

随着磺胺、抗生素药物的广泛使用,细菌感染性眼病得以较好地加以控制,而具有抗病毒作用的药物的全身及局部使用亦是非常重要。例如病毒性角膜炎,在治疗方面,中医、西医的治疗方法各自都有一定的疗效。但在缩短疗程,远期疗效方面,中西医结合进行治疗,则优于以上二法。近年来,利用“清开灵”注射液治疗病毒性角膜炎。据报道有效率在90%以上。

葛根素的诞生,对眼科疑难病的治疗开辟了新的途径。葛根素有改善心肌氧代谢的作用,还可改善脑部微循环。眼科用于治疗视网膜中央动脉阻塞,为较好的疗效。经荧光眼底血管造影观察,证明葛根素可使血液末梢单位循环得到改善,另外,用于外伤性视神经萎缩,可行气活血,改善视神经伤处的血液循环,以达到恢复视功能的效果。中西医结合工作不但在理论研究、临床研究方面取得了丰硕成果,人们又涉足了实验研究方面。例如哈尔滨医科大学研究生陈剑报告,用三七注射液治疗眼前节碱烧伤的实验研究,用30只家兔眼角膜周边部制成碱烧伤的动物模型,分别用三七注射液、肝素及生理盐水结膜下注射,每日1块、连续3周,停药观察至6周后,取兔眼进行光镜及扫描电镜检查。结果表明三七液与肝素液组间无明显差异,两者均与生理盐水对照组有明显差异。

眼科中西医结合工作,经历了漫长的里程。眼科的医务工作者也为此付出了极大的劳动。眼科领域里的中西医结合工作,经历了中西药结合,辨病与辨证相结合,现代仪器检查与辨证分型相结合以及理论研究、临床研究、实验研究各个不同的历史阶段,各个时期均取得了一定的成就。近年来,眼科的中西医结合工作正逐步为国内外眼科工作者所关注。在科学技术迅猛发展的今天,在眼科医务工作者努力下,大批具有较高水平的中西医结合专家将会涌现,眼科领域里的中西医结合工作也必将推向新的阶段。

4 中西医结合心内科基本疾病的临床应用

4.1 慢性心力衰竭

4.1.1 概述

心力衰竭(简称心衰)是各种心脏疾病进展至严重阶段而引起的一种复杂的临床综合征。其主要特征为左心室和(或)右心室功能障碍及神经体液调解的改变,常伴呼吸困难、体液潴留、运动耐受性降低和生存时间明显缩短。心力衰竭并不是一个独立的疾病,而是心脏疾病发展的终末阶段。其中绝大多数的心力衰竭都是以左心衰竭开始的,即首先表现为肺循环瘀血。

4.1.2 临床表现

4.1.2.1 常见症状

呼吸困难:肺瘀血所致,依病情不同可出现劳力性呼吸困难,夜间阵发性呼吸困难,甚至端坐呼吸。

疲劳和虚弱。

咳嗽,多为干咳。

夜尿和少尿,前者见于心衰早期,后者由心排出量显著减少所致,提示预后不良。

胃肠道症状,系由于腹内脏器瘀血和水肿,可出现上腹不适、饱胀感、畏食、恶心、呕吐和便秘等。此外,还可有迟钝、记忆力减退、思维紊乱,甚至产生精神症状,尤多见于老年患者。

4.1.2.2 常见体征

心血管检查有心脏增大、第三心音(S3)或第四心音(S4)、奔马律、交替脉。

可出现静脉压升高表现,如颈静脉明显充盈、肝颈静脉逆流征阳性。

肝肿大。

体液潴留超过正常体重(干重) 5%以上可出现外周水肿,先见于足踝部和胫前部,卧床者的腰骶部,严重者有腹水和全身水肿。

4.1.2.3 辅助检查

心电图、X线胸片、二维超声心动图和多普勒超声、核素心室造影和心肌灌注显像、冠状动脉造影以及心肌活检等;实验室检查如检测血电解质、肾功能、肝功能等,有助于明确心衰的病因,做出诊断和鉴别诊断。血浆B型钠尿肽(BNP)和N末端B型钠尿肽前体(NT-proBNP)已证实有助于心衰的诊断和预后评估。

4.1.2.4 心功能不全程度的评估

采用NYHA分级法,分为Ⅰ~Ⅳ级。

4.1.3 诊断要点

4.1.3.1 慢性收缩性心衰

左心室增大、左心室收缩期末容量增加、LVEF≤40%。

有基础心脏病的病史、症状和体征。

呼吸困难。

全身体液潴留的表现如下肢水肿、肝大等。

4.1.3.2 慢性舒张性心衰

有典型心衰的症状和体征。

LVEF正常(>45%),左心腔大小正常。

有左心室舒张功能异常的证据。

无心脏瓣膜异常,并排除心包疾病、肥厚型心肌病、浸润型心肌病、限制型心肌病等。后面3项须应用超声心动图做出评估。

4.1.3.3 慢性心衰的阶段划分

根据心衰的发生和演变,从心衰的高危人群进展为器质性心脏病,出现心力衰竭症状和体征,直至成为难治性心衰的全程,可区分为A、B、C、D四个阶段。

阶段A(前心衰阶段):高危、易患人群,无器质性心脏病,无心衰症状和(或)体征。

阶段B(前临床心衰阶段):有器质性心脏病,但无心衰的症状和体征,相当于NYHA Ⅰ级。

阶段C(临床心衰阶段):有器质性心脏病,过去或现在有心衰症状和体征,相当于

NYHAⅡ、Ⅲ和部分Ⅳ级。

阶段 D(难治性终末期心衰阶段):进行性发展的器质性心脏病,积极治疗后仍有心衰症状和体征,且需特殊干预,相当于部分 NYHA Ⅳ级。

4.1.4 西医治疗方案和原则

4.1.4.1 一般治疗

消除心衰的诱因,如感染、心律失常尤其快速型心房颤动、电解质紊乱、肺梗死,以及用药不当。

积极治疗和控制基础心血管病变。

调整生活方式,如限制钠盐摄入在 2 ~3g/d(轻度)或 <2g/d(中重度心衰),限制液体摄入、低脂饮食、戒烟。失代偿期须卧床休息。

加强心理疏导减少各种精神刺激。

4.1.4.2 药物治疗

已确定有效的药物如下。

血管紧张素转换酶抑制剂(ACEI):从小剂量开始,每隔 1 ~2 周剂量加倍,直至目标剂量或最大耐受剂量。

血管紧张素Ⅱ受体拮抗剂(ARB):适用于不能耐受 ACEI 且 LVEF 低下者。从小剂量开始。

β 受体阻滞剂:从小剂量开始,每 2 ~4 周剂量加倍,直至目标剂量或最大耐受剂量。

醛固酮受体拮抗剂:适用于中重度心衰、NYHA Ⅳ级患者,需注意监测血钾。

地高辛:采用维持量疗法,即起始使用固定剂量 0.125 ~0.25mg/d,心衰伴快速型心房颤动的患者,可适当增加剂量,以控制心室率。

米力农:静脉注射:负荷量 25 ~75ug/kg,5 ~10 分钟缓慢静注,以后每分钟 0.25 ~1.0ug/kg维持。每日最大剂量不超过 1.13mg/kg。

左西孟旦:本品适用于传统治疗(利尿剂、血管紧张素转换酶抑制剂和洋地黄类)疗效不佳,并且需要增加心肌收缩力的急性失代偿心力衰竭(ADHF)的短期治疗。本品仅用于住院病人,治疗的初始负荷剂量为 6 ~12μg/kg,时间应大于 10 分钟,之后应持续输注 0.1μg/kg/min。

4.1.4.3 非药物治疗

心脏再同步化治疗(CRT)、心脏自动除颤复律器(ICD),以及兼有两者功能的再同步除颤复律器(CRT~D)可酌情考虑使用。无其他可选择治疗方法的重度晚期心衰患者,为心脏移植的候选者。

4.1.4.4 心衰各个阶段的处理

阶段A:控制各种危险因素,有多重危险因素者可应用ACEI或ARB。

阶段B:除阶段A的措施外,对于心肌梗死后或LVEF低下者可用ACEI或β~B。

阶段C:适用阶段A和B的措施,常规应用利尿剂、ACEI、β~B,还可应用螺内酯等。

阶段D:除上述措施,须应用特殊干预方法。

4.1.5 中医诊疗

4.1.5.1 诊断

(1)疾病诊断

①中医诊断:参考《实用中西医结合内科学》。

②西医诊断和分级标准:参照中华医学会2007年颁布的"慢性心力衰竭的诊断和治疗指南"、2009年中华医学会编著《临床诊疗指南~心血管内科分册》、Framingham心衰诊断标准和美国纽约心脏病协会心功能分级标准制定。

③心力衰竭诊断标准:Framingham心衰诊断标准:主要标准阵发性夜间呼吸困难;颈静脉怒张;肺罗音;心脏扩大;急性肺水肿;第三心音奔马律;静脉压增高(>16cmH_2O)。次要标准踝部水肿;夜间咳嗽;活动后呼吸困难;肝肿大;胸腔积液,肺活量降低至最大肺活量的1/3;心动过速(>120次/分)。

主要或次要标准包括:治疗5天以上时间后体重减轻≥4.5Kg。符合二项主要标准,或符合一项主要标准及二项次要标准者可确立诊断。

(2)心力衰竭的临床分型

①按心力衰竭发展的速度可分为急性和慢性二种,以慢性居多。急性者以左心衰竭较常见,主要表现为急性肺水肿。

②根据心力衰竭发生的部位可分为左心、右心和全心衰竭。左心衰竭的特征是肺循环瘀血;右心衰竭以体循环瘀血为主要表现。

③收缩性或舒张性心力衰竭:因心脏收缩功能障碍致收缩期排空能力减弱而引起的心力衰竭为收缩性心力衰竭。临床特点是心腔扩大、收缩末期容积增大和射血分数降低。绝大多数心力衰竭有收缩功能障碍。充血性心力衰竭时舒张功能异常的重要性,近年来日益受到重视。它可与收缩功能障碍同时出现,亦可单独存在。舒张性心

力衰竭是由于舒张期心室主动松弛的能力受损和心室的顺应性降低以致心室在舒张期的充盈受损，心室压力—容量曲线向左上方移位，因而心搏量降低，左室舒张末期压增高而发生心力衰竭，而代表收缩功能的射血分数正常。舒张性心力衰竭的发生机制有：左室松弛受损。特别如在心肌缺血时，心肌肌浆网摄取 Ca^{2+} 的能力减弱，心肌细胞内游离 Ca^{2+} 的水平降低缓慢，致主动松弛受损；心肌肥厚和心肌僵硬度增加（伴有心肌纤维化），舒张期心肌扩张能力减弱（顺应性降低）。单纯舒张性心力衰竭常见于有显著心肌肥厚、心腔大小正常并心率增快者，如高血压心脏病的向心性肥厚期；主动脉瓣狭窄；肥厚型心肌病和缺血性心肌病等。

④按症状的有无可分为无症状性（asymptomatic）心力衰竭和充血性心力衰竭。无症状性心力衰竭是指左室已有功能不全，射血分数降至正常以下（<50%）而尚无心力衰竭症状的这一阶段。可历时数月到数年。业已证实，这一阶段已有神经内分泌的激活。

（3）超声心动图指标

①收缩功能：以收缩末及舒张末的容量差计算射血分数（EF 值），虽不够精确，但方便实用。正常 EF 值 >50%，运动时至少增加 5%。

②舒张功能：目前大多采用多普勒超声心动图二尖瓣血流频谱间接测定心室舒张功能，心动周期中舒张早期心室充盈速度最大值为 E 峰，舒张晚期心室充盈最大值为 A 峰，E/A 为两者之比值。正常人 E/A 值不应小于 1.2，中青年应更大。舒张功能不全时，E 峰下降，A 峰增高，E/A 比值降低。

（4）心力衰竭严重程度分级标准

美国纽约心脏病学会（NYHA）的分级方案，主要是根据患者自觉的活动能力划分为心功能四级，心力衰竭三度：

Ⅰ级（心功能代偿期）：患者患有心脏病，但活动量不受限制，平时一般活动不引起疲乏、心悸、呼吸困难或心绞痛。

Ⅱ级（Ⅰ度心衰）：心脏病患者的体力活动受到轻度的限制，休息时无自觉症状、但平时一般活动下可出现疲乏、心悸、呼吸困难或心绞痛。

Ⅲ级（Ⅱ度心衰）：心脏病患者体力活动明显受限，小于平时一般活动即引起上述的症状。

Ⅳ级（Ⅲ度心衰）：心脏病患者不能从事任何体力活动。休息状态下也出现心衰的症状，体力活动后加重。

4.1.5.2 证候诊断

(1)慢性稳定期

①心肺气虚、血瘀饮停证:胸闷气喘,心悸,活动后诱发或加重,神疲乏力,咳嗽,咯白痰,面色苍白,或有发绀。舌质淡或边有齿痕,或紫暗、有瘀点、瘀斑,脉沉细、虚数或涩、结代。

②气阴两虚、心血瘀阻证:胸闷气喘,心悸,动则加重,乏力自汗,两颧泛红,口燥咽干,五心烦热,失眠多梦,或有发绀。舌红少苔,或紫暗、有瘀点、瘀斑,脉沉细、虚数或涩、结代。

③阳气亏虚、血瘀水停证:胸闷气喘、心悸、咳嗽、咯稀白痰,肢冷、畏寒,尿少浮肿,自汗,汗出湿冷,舌质暗淡或绛紫,苔白腻,脉沉细或涩、结代。

④肾精亏损、阴阳两虚证:心悸,动辄气短,时尿少肢肿,或夜卧高。腰膝酸软,头晕耳鸣,四肢不温,步履无力,或口干咽燥。舌淡红质胖,苔少,或舌红胖,苔薄白乏津,脉沉细无力或数,或结代。

(2)急性加重期

①阳虚水泛证:喘促气急,痰涎上涌,咳嗽,吐粉红色泡沫样痰,口唇青紫,汗出肢冷,烦躁不安,舌质暗红,苔白腻,脉细促。

②阳虚喘脱证:面色晦暗,喘悸不休,烦躁不安,或额汗如油,四肢厥冷,尿少肢肿,面色苍白,舌淡苔白,脉微细欲绝或疾数无力。

③痰浊壅肺证:咳喘痰多,或发热形寒,倚息不得平卧;心悸气短,胸闷,动则尤甚,尿少肢肿,或颈脉显露。舌淡或略青,苔白腻,脉沉或弦滑。

4.2 急性心力衰竭

4.2.1 概述

急性心力衰竭(AHF)是指急性发作或加重的左心功能异常所致的心肌收缩力降低、心脏负荷加重,造成急性心排血量骤降、肺循环压力升高、周围循环阻力增加,引起肺循环充血而出现急性肺瘀血、肺水肿并可伴组织、器官灌注不足和心源性休克的临床综合征,以左心衰竭最为常见。急性心衰可以在原有慢性心衰基础上急性加重或突然起病,发病前患者多数合并有器质性心血管疾病,可表现为收缩性心衰,也可以表现

为舒张性心衰。急性心衰常危及生命,必须紧急抢救。

4.2.2 临床表现

主要为肺水肿,有突发的呼吸困难,伴或不伴哮鸣音,呈端坐呼吸、焦虑不安。早期呈间质性肺水肿表现:呼吸频速、咳嗽而无泡沫样痰,呼吸音粗,有哮鸣音和肺底细湿啰音。中晚期呈肺泡性肺水肿表现:极度气急、焦虑烦躁、有濒死感;吸气性肋间隙和锁骨上窝凹陷,呼吸音粗糙响亮;剧咳伴粉红色泡沫样痰,两肺满布哮鸣音和中粗湿啰音。严重患者可出现低血压、心源性休克,伴大汗、皮肤湿冷、苍白、发绀,甚至有意识障碍。

4.2.2.1 病史和表现

大多数患者有心脏病病史,冠心病、高血压和老年性退行性心瓣膜病为老年人的主要病因;风湿性心瓣膜病、扩张型心肌病、急性重症心肌炎等常为年轻人的主要病因。

4.2.2.2 诱发因素

常见的诱因有慢性心衰治疗缺乏依从性、心脏容量超负荷、严重感染、严重颅脑损害或剧烈的精神心理紧张与波动、大手术后、肾功能减退,急性心律失常、支气管哮喘发作、肺栓塞、高心排血量综合征、应用负性肌力药物、应用非甾体类抗炎药、心肌缺血、老年急性舒张功能减退、吸毒、酗酒、嗜铬细胞瘤等。

4.2.2.3 早期表现

左心功能降低的早期征兆为心功能正常者出现疲乏、运动耐力明显减低、心率增加 15 ~20 次/分,继而出现劳力性呼吸困难、夜间阵发性呼吸困难、高枕睡眠等;检查可见左心室增大、舒张早期或中期奔马律、两肺底部有湿罗音、干啰音和哮鸣音,提示已有左心功能障碍。

4.2.2.4 急性肺水肿

起病急,病情可迅速发展至危重状态。突发的严重呼吸困难、端坐呼吸、喘息不止、烦躁不安并有恐惧感,呼吸频率可达 30 ~50 次/分;频繁咳嗽并咯出大量粉红色泡沫样痰;心率快,心尖部常可闻及奔马律;两肺满布湿罗音和哮鸣音。

4.2.2.5 心源性休克

低血压持续 30 分钟以上,收缩压降至 90mmHg 以下,或原有高血压的患者收缩压降低≥60mmHg。

组织低灌注状态：①皮肤湿冷、苍白和发绀伴紫色条纹；②心动过速>110次/分；③尿量明显减少（<20ml/小时），甚至无尿；④意识障碍，常有烦躁不安、激动焦虑、恐惧和濒死感；收缩压低于70mmHg，可出现抑制症状，逐渐发展至意识模糊甚至昏迷。

血流动力学障碍 PCWP≥18mmHg，心脏排血指数（CI）≤36.7ml/s.m^2。

代谢性酸中毒和低氧血症。

4.2.3 西医诊断

根据典型的症状和体征，或基础心脏病的病史和表现，可初步诊断。须与重度发作的支气管哮喘、成人急性呼吸窘迫综合征（ARDS）相鉴别。急性左心衰伴心源性休克时需与其他原因所致的休克相鉴别。

心电图：常可提示原发疾病。

X线检查：可显示肺瘀血和肺水肿。

超声心动图：可了解心脏的结构和功能、心瓣膜状况、是否存在心包病变、急性心肌梗死的机械并发症、室壁运动失调、左室射血分数（LVEF）。

动脉血气分析：监测动脉氧分压（PaO_2）、二氧化碳分压（$PaCO_2$）。

实验室检查：血常规和血生化检查，如电解质、肾功能、血糖、白蛋白及高敏C反应蛋白。

心衰标志物：诊断心衰的公认的客观指标为B型利钠肽（BNP）和N末端B型利钠肽原（NT－proBNP）的浓度增高。

心肌坏死标志物：检测心肌受损的特异性和敏感性均较高的标志物是心肌肌钙蛋白T或I（CTnT或CTnI）。

4.2.4 西医治疗方案和原则

4.2.4.1 一般治疗

应置于监护病房，密切观察病情和生命体征。

体位：取坐位，双腿下垂。

高流量吸氧。

四肢轮换扎止血带。

4.2.4.2 一般药物治疗

吗啡3～5mg，静脉注射3分钟，必要时15分钟后可重复，共2～3次；或5～10mg皮下或肌肉注射。

呋塞米 20～40mg，静脉注射，必要时可重复。

氨茶碱 0.25g 葡萄糖水稀释后静脉缓慢推注（10 分钟），必要时 4～6 小时后可重复。

糖皮质激素，地塞米松 5～10mg，静脉注射。

4.2.4.3 血管活性药物应用

硝酸酯类：硝酸甘油静脉滴注，起始剂量 5～10μg/min，可递增至 100～200μg/min；或硝酸异山梨酯 1～10mg/h 静脉滴注。

硝普钠，起始剂量宜小，25μg/min，根据血压调整至合适的维持量。

儿茶酚胺类正性肌力药：多巴胺 5～15μg/（kg·min），多巴酚丁胺 3～10μg/（kg·min），均静脉滴注。

磷酸二酯酶抑制剂：米力农先给予负荷量 50μg/kg，继以 0.375～0.75μg/（kg·min）静脉滴注。

BNP：重组 B 型钠尿肽（rhBNP）先给予负荷量 1.52μg～/kg 静脉推注，继以静脉滴注维持 0.0075～0.01μg/（kg·min）。

4.2.4.4 伴低血压倾向患者静脉用药的选择

根据收缩压和肺瘀血情况来选择用药：

收缩压 >100mmHg，有肺瘀血：可应用呋塞米加血管扩张剂（硝酸甘油、硝普钠）。

收缩压 85～100mmHg，有肺瘀血：应用血管扩张剂和（或）正性肌力药（多巴酚丁胺、磷酸二酯酶抑制剂）。

收缩压 <85mmHg，无肺瘀血，也无颈静脉怒张：快速补充血容量。

收缩压 <85mmHg，有肺瘀血：在血流动力学监测下补充血容量（肺嵌压应≤18mmHg），应用多巴胺或去甲肾上腺素等。

4.2.5 中医诊疗

4.2.5.1 辨证分型

气阴两虚：心悸喘促，动则加重，甚则倚息不得卧，疲乏无力，头晕，自汗盗汗，五心烦热，失眠多梦，口燥咽干，舌红，脉细数。

治法：益气养阴。

方药：生脉散合炙甘草汤。若伴有心前区疼痛，舌有瘀斑，为瘀阻心脉，可加丹参、川芎、檀香、红花活血化瘀。若夹饮邪，症见咳吐白色或粉红色泡沫痰，可加葶苈子泻肺化饮。

水饮凌心:心悸气短,咳嗽而喘,咳白痰或泡沫样痰,尿少浮肿,舌质暗、苔白滑,脉滑数。

治法:利水化饮。

方药:苓桂术甘汤加味。若喘促气憋,倚息不得卧,咳痰咯血,为痰热壅肺,可加葶苈大枣泻肺汤泻肺逐饮。痰多黏腻,胸闷气逆,为浊痰壅塞,气道不利,加皂荚丸以豁痰利气。

血瘀水阻:心悸气短,活动后加重,下肢水肿,口唇青紫,胁下痞块,舌紫暗,苔薄腻,脉沉涩或结代。

治法:化瘀利水。

方药:血府逐瘀汤合五苓散。若瘀血较重,胸部疼痛加丹参、生蒲黄、五灵脂化瘀止痛。若兼气虚,症见心悸气短,劳累后更甚,加人参、黄芪补益心气。

阳气虚脱:心悸喘促,不能平卧,甚则张口抬肩,烦躁不安,面色青灰,四肢厥冷,昏厥谵妄,舌质紫暗,脉沉细欲绝。

治法:回阳救逆,益气固脱。

方药:参附汤。如手足厥冷,脉微欲绝,大汗不止,为阳脱重证,可加龙骨、牡蛎以重镇潜敛以回阳救逆,加炙甘草补益心气。

4.2.5.2 适宜技术

(1)针刺疗法

治法:调理心气,安神定悸。以手厥阴、手少阴经穴为主。主穴:内关、郄门、神门、厥阴俞、巨阙。配穴:心胆虚怯者,加胆俞;心脾两虚者,加脾俞、足三里;阴虚火旺者,加肾俞、太溪;水气凌心者,加膻中、气海;心脉瘀阻者,加膻中、膈俞;善惊者,加大陵;多汗者,加膏肓;烦热者,加劳宫;耳鸣者,加中渚、太溪;浮肿者,加水分、中极。操作:毫针平补平泻法。

(2)耳针法

选交感、神门、心、脾、肝、胆、肾,毫针用轻刺激。亦可用揿针埋藏或用王不留行籽贴压。

4.3 窦性心动过速

4.3.1 概述

正常窦性心律成人 60～100 次/分,6 岁以下的小孩可大于 100 次/分,初生婴儿则可达 100～150 次/分。窦性心律频率超过正常的上限,即称为窦性心动过速。正常人在情绪激动、焦虑、饮酒、体力活动、运动、吸烟、喝茶或咖啡时可发生,病理状态如发热、甲状腺功能亢进、心力衰竭、贫血和休克以及应用肾上腺素、异丙肾上腺素和阿托品等药物也可引起窦性心动过速。

4.3.2 临床表现

临床特点:患者常主诉心悸,心率在 100～180 次/分,有时也可达到 200 次/分。

心电图特点:频率在 100～180 次/分,P 波形态、激动顺序与窦性 P 波相同或相似。

4.3.3 诊断要点

4.3.3.1 诊断不适当

窦性心动过速需确定症状与静息状态下或极易诱发的窦性心动过速有关,排除房性心动过速以及其他自律性增高的窦性心动过速。Holter 监测白天心率在 100 次/分以上,夜间心率可正常。

4.3.3.2 心电图的特点

P 波:窦性心动过速时的 P 波由窦房结发出,PⅡ直立,PavR 倒置,窦性心动过速时的 P 波较正常窦性心律时的 P 波振幅稍高。在Ⅱ～Ⅲ导联中更明显。这是因为窦性心动过速时,激动多发生于窦房结的头部,此部位系心房前结间束的起始部位,窦性激动多沿着前结间束下传所致。

P～R 间期:在 0.12～0.20 秒。

P～P 间期:常受自主神经的影响,可有轻度不规则,但 P～P 间期间差异应。

QRS 波:形态、时限正常、心房率与心室率相等。

频率:成人 P 波频率 100～160 次/分钟,多在 130 次/分钟左右,个别可达 160～180/分钟。婴幼儿的心率较成人略高,不同年龄窦性心动过速的诊断标准不同,如 1

岁以内应 >140 次/分钟,1 ~6 岁应 >120 次/分钟,6 岁以上与成人相同,应大于 100 次/分钟,通常不超过 160 次/分钟。个别婴幼儿的窦性心动过速频率可达 230 次/分钟左右。

4.3.3.3 24h 动态心电图监测的特点

一过性窦性心动过速的窦性 P 波频率逐渐加快至 100 次/分钟以上持续数秒至数分钟后逐渐减慢至原有水平,心动过速时 P 波形态与正常窦性 P 波的形态相同。

持续性窦性心动过速:24h 动态心电图记录的 P 波总数应 >14.4 万次。

窦性心动过速时 24h 动态心电图记录到的其他伴随情况:①P 波振幅变尖或增高,提示激动起源于窦房结头部。②P ~ R 段下移系受心房复极波的影响所致。③可有不同程度的继发性 ST ~ T 改变或原有 ST ~ T 改变,当发生窦性心动过速时恢复正常。④Q ~ T 间期缩短。⑤出现快心率依赖型阻滞期前收缩等心律失常。

4.3.4 西医治疗方案及原则

窦性心动过速一般不必进行抗心律失常治疗。治疗应针对原发病本身,同时去除诱因。

症状明显者可选用腺苷、维拉帕米或地尔硫卓,持续心动过速可选用 β 受体阻滞剂。

对症状较重的窦房结折返性心动过速和不适当窦性心动过速可选择射频消融治疗。

4.3.5 中医诊疗

窦性心动过速中医治疗里属于心悸怔忡,心动悸的范畴。心悸的病位主要在心,由于心神失养,心神动摇,悸动不安。但其发病还与脾、肾、肺、肝四脏功能失调相关。如脾不生血,心血不足,心神失养则动悸。脾失健运,痰湿内生,扰动心神,心神不安而发病。肾阴不足,不能上制心火,或肾阳亏虚,心阳失于温煦,均可发为心悸。肺气亏虚,不能助心以主治节,心脉运行不畅则心悸不安。肝气郁滞,气滞血瘀,或气郁化火,致使心脉不畅,心神受扰,都可引发心悸。患者脉象以迟脉为特点,或兼见结脉。代脉。

窦性心动过速可由心之本脏自病引起,也可是其他脏病及于心而成,多为虚实夹杂之证。虚证主要是气、血、阴、阳亏损,心神失养;实证主要有气滞、血瘀、痰浊、水饮扰动心神,心神不宁。虚者治以补气血,调阴阳,并以养心安神之品,使心神得养则安;实者,或行气化瘀,或化痰逐饮,或清热泻火,并配以重镇安神之品,使邪去正安,心神

得宁。

窦性心动过速中医主要分为以下七个证型：心虚胆怯，治以镇惊定志，养心安神，方用安神定志丸；心脾两虚，治以补血养心，益气安神，方用归脾汤；阴虚火旺，治以滋阴清火，养心安神，方用黄连阿胶汤；心阳不振，治以温补心阳，安神定悸，方用桂枝甘草龙骨牡蛎汤；水饮凌心，治以振奋心阳，化气利水，方用苓桂术甘汤；心血瘀阻，治以活血化瘀，理气通络，方用桃仁红花煎；痰火扰心，治以清热化痰，宁心安神，方用黄连温胆汤。

窦性心动过速中医治疗前需找当地有经验的中医详细辩证后，有针对性的用药。在没有确定发病的原因之前，不可自己随便用药，以免贻误病情。

4.4　窦性心动过缓

4.4.1　概述

当窦性心律频率低于60次/分时，称为窦性心动过缓。窦性心动过缓常伴有窦性心律不齐。常见于健康成人，尤其是老年人、运动员和睡眠时。心率在40次/分以上者，主要由于迷走神经张力增高所致。药物如β受体阻滞剂、钙离子通道阻滞剂、洋地黄、胺碘酮以及镇静剂、拟胆碱能药物等也可引起心动过缓，其他原因包括自主神经功能紊乱、颅内疾患、严重缺氧、低温、高血钾和甲状腺机能减退等病理状态。窦房结病变如病态窦房结综合征、下壁心肌梗死亦常发生窦性心动过缓。

4.4.2　临床表现

临床特点：窦性心动过缓心率不低于50次/分时，患者通常无症状。心率过低可因心搏出量减少而导致血压降低，有头晕、乏力眼花甚至晕厥症状，严重者可诱发心绞痛或心力衰竭。

心电图表现：窦性心律，P波形态与正常窦性P波一致，心率小于60次/分，常伴有窦性心律不齐，严重者可有逸搏。

4.4.3　诊断要点

伴或不伴心动过缓症状。

心电图或Holter平均心率小于60次/分。

二度窦房阻滞当发生 2∶13∶1 窦房阻滞时，心率很慢，类似窦性心动过缓。两者可依据下列方法鉴别，经阿托品注射或体力活动后（可做蹲下、起来运动），窦性心动过缓者的窦性心率可逐渐加快，其增快的心率与原有心率不成倍数关系；而窦房阻滞者心率可突然增加一倍或成倍增加窦房阻滞消失。

未下传的房性期前收缩二联律未下传的房性期前收缩 P′波，一般是较易识别的。值当 P′波重叠于 T 波上不易分辨时可被误认为窦性心动过缓。

房性逸搏心律较少见，其 P′波形态与窦性心律的 P 波明显不同，但如果房性逸搏点位置接近窦房结时，则其 P′波与窦性 P 波在形态上不易区别。其鉴别点为：

①房性逸搏心律通常持续时间不长，运动或注射阿托品可使窦性心率加快、房性逸搏心律消失。

②房性逸搏心律规则，而窦性心动过缓常伴有窦性心律不齐。

4.4.4 西医治疗方案及原则

4.4.4.1 治疗原则

窦性心动过缓：如心率不低于每分钟 50 次，无症状者，无须治疗。

如心率低于每分钟 50 次，且出现症状者可用提高心率药物（如阿托品、麻黄素或异丙肾上腺素），或可考虑安装起搏器。

显著窦性心动过缓伴窦性停搏且出现晕厥者应安装人工心脏起搏器。

原发病治疗。

对症、支持治疗。

4.4.4.2 一般治疗

对窦性心动过缓者均应注意寻找病因，大多数窦性心动过缓无重要的临床意义，不必治疗。

在器质性心脏病（尤其是急性心肌梗死）患者，由于心率很慢可使心排血量明显下降而影响心、脑、肾等重要脏器的血液供应，症状明显，此时应使用阿托品（注射或口服），甚至可用异丙肾上腺素静脉滴注，以提高心率。亦可口服氨茶碱。

对窦房结功能受损所致的严重窦性心动过缓的患者，心率很慢、症状明显，甚至有晕厥发生、药物治疗效果欠佳者，需要安装永久性人工心脏起搏器，以防突然出现窦性停搏。

4.4.5 中医诊疗

心悸虚证由脏腑气血阴阳亏虚、心神失养所致者，治当补益气血，调理阴阳，以求

气血调畅,阴平阳秘,并配合应用养心安神之品,促进脏腑功能的恢复。心悸实证常因于痰饮、瘀血等所致,治当化痰、涤饮、活血化瘀,并配合应用重镇安神之品,以求邪去正安,心神得宁。

临床上心悸表现为虚实夹杂时,当根据虚实之多少,攻补兼施,或以攻邪为主,或以扶正为主。具体应用还需要中医的辨证施治。总之:心悸由体虚久病,饮食劳倦,情志所伤,感受外邪,药物中毒等原因,导致脏腑功能失调,以心的气血阴阳不足,心神失养,或气滞、痰浊、血瘀、水饮扰动心神而发病。

病位在心,与脾、肾、肝、肺有关。可由心之本脏自病引起,也可是他脏病及于心而成。多为虚实夹杂之证。虚证主要是气、血、阴、阳亏损,心神失养;实证主要有气滞、血瘀、痰浊、水饮扰动心神,心神不宁。虚者治以补气血,调阴阳,并以养心安神之品,使心神得养则安;实者,或行气化瘀,或化痰逐饮,或清热泻火,并配以重镇安神之品,使邪去正安,心神得宁。

主要分为以下七个证型:心虚胆怯,治以镇惊定志,养心安神,方用安神定志丸;心脾两虚,治以补血养心,益气安神,方用归脾汤;阴虚火旺,治以滋阴清火,养心安神,方用黄连阿胶汤;心阳不振,治以温补心阳,安神定悸,方用桂枝甘草龙骨牡蛎汤;水饮凌心,治以振奋心阳,化气利水,方用苓桂术甘汤;心血瘀阻,治以活血化瘀,理气通络,方用桃仁红花煎;痰火扰心,治以清热化痰,宁心安神,方用黄连温胆汤。积极配合治疗,保持情绪稳定乐观,饮食有节,养成良好的有规律的生活习惯有助于康复。

建议:找当地有经验的中医详细辩证后,有针对性的用药。在没有确定发病的原因之前,不可自己随便用药,尤其是那些广告宣传的滋补剂。以免贻误病情。

4.5 窦性停搏

4.5.1 概述

窦房结在一个或多个心动周期中不能产生冲动,以致未能激动心房或整个心脏时,称为窦性停搏或窦性静止。迷走神经张力增高(如压迫颈动脉窦、刺激咽部、气管插管等)或颈动脉窦过敏时均可发生窦性停搏,急性心肌梗死、脑血管意外、麻醉、缺氧和窦房结自身病变等亦可导致窦性停搏,也有由奎尼丁、乙酰胆碱、钾盐和洋地黄类药物导致者。

4.5.2 临床表现

4.5.2.1 临床特点

长时间窦性停搏无逸搏发生时，患者会出现头晕、黑蒙、抽搐或短暂意识障碍，严重者可发生 Adams ~ Stokes 综合征乃至死亡。过长时间的窦性停搏可令病人出现晕眩、视朦或短暂意识障碍，严重者甚至发生抽搐。

多数窦性心动过缓，尤其是神经性因素（迷走神经张力增高）所致者心率在 40 ~ 60 次/min，由于血流动力学改变不大，所以可无症状。但当心率持续而显著减慢，心脏的每搏输出量又不能增大时，每分钟的心排血量即减少，冠状动脉、脑动脉及肾动脉的血流量减少，可表现气短、疲劳、头晕、胸闷等症状，严重时可出现晕厥，冠心病患者可出现心绞痛，这多见于器质性心脏病。

心率持续而显著减慢还使室性异位节律易于产生，器质性心脏病患者，尤其是急性心肌梗死患者容易发生。

4.5.2.2 心电图特点

心电图表现为较正常的 PP 间期显著长的间期内无 P 波产生，或 P 波与 QRS 波均无，长的 PP 间期与基本窦性 PP 间期无倍数关系。长间歇后可出现交界性或室性逸搏。

4.5.3 诊断要点

4.5.3.1 短暂性或持久性窦性停搏

窦房结一次或多次没有发生冲动，因此在心电图上出现一个长短不等的较长间歇，在此长间歇内。不出现 P ~ QRS ~ T 波，长的 P ~ P 间期不是基本窦性心律周期的整倍数。在同一心电图上，可出现一次或多次长的 P ~ P 间歇，但彼此出现的长 P ~ P 间歇的长度可互不一致。短暂性窦性停搏多不出现逸搏，有时也可出现，多为房室交接区性逸搏。较久性窦性停搏常伴有一过性逸搏心律。多为房室交接区性逸搏心律。

4.5.3.2 持久性或永久性窦性停搏

在心电图上均见不到窦性 P 波，可见到继发的逸搏心律或过缓的逸搏心律，常伴有房室交接区性逸搏心律。室性逸搏心律、房性逸搏心律少见。持久性或永久性窦性停搏甚至可致心脏停搏死亡。

4.5.3.3 阵发性室上性心动过速、心房扑动、心房颤动等致窦性停搏

由于这些快速心率可导致超速抑制，故可引起窦性停搏，但其窦房结功能仅轻度

降低，所以预后好，长 P～P 间歇常大于 2s，快～慢综合征的转变过程中，也可见到不同程度的窦性停搏。

4.5.3.4　重度而显著的窦性心律不齐

重度而显著的窦性心律不齐较少见，其慢相 P～P 间期可显著延长。少数情况下，可大于两个短 P～P 间期之和，类似窦性停搏。然而窦性心律不齐时 P～P 间期的变化是逐渐的。P～P 间期呈逐渐缩短又逐渐延长的周期变化，并且慢相的 P～P 间期不是快相 P～P 间期的整倍数，表现为 P～P 间期长短不一。

4.5.3.5　未下传的房性期前收缩和未下传的房室交接区性期前收缩

未下传的房性期前收缩的特点：①未下传的房性期前收缩的 P′波常重叠在前一心搏的 T 波上，使 T 波形态变化。应仔细找出，这是诊断的关键，可用加大电压或走纸速度增快的方法使 P′波显露。②未下传房性期前收缩的代偿间歇是不完全的：一般小于 2 个窦性心律 P～P 间期之和。③多个未下传房性期前收缩产生的长 P～P 间期相等或大致相等。

未下传的房室交接区性期前收缩的特点：①逆行 P′波常重叠于前一心搏之 T 波上，可使 T 波形态发生变化，故应仔细查找。②未下传房室交接区性期前收缩所引起的长 P～P 间期在心电图上互相之间应相等或大致相等。

4.5.3.6　窦房传导阻滞

二度Ⅰ型窦房传导阻滞的特点是在长 P～P 间期之后的 P～P 间期逐渐缩短，又突然出现长 P～P 间期，呈“渐短突长”的特点，上述现象周而复始地出现。

二度Ⅱ型甚至高度窦房传导阻滞的特点是无窦性 P 波的长间期是基本窦性心律 P～P 间期的整倍数，易于鉴别，但如合并窦性心律不齐，则诊断有一定困难。

4.5.3.7　三度（完全性）窦房传导阻滞

持久性或永久性窦性停搏很少出现房性逸搏或房性逸搏心律，而三度窦房阻滞可伴有房性逸搏或房性逸搏性心律。其原因是抑制窦房结的病理因素也同时抑制心房起搏。

在持久或永久性窦性停搏前连续描记的心电图或 24h 动态心电图记录的永久性或持久性窦性停搏前，有暂时性窦性停搏的，则持久性或永久性窦性停搏的可能性大；如有二度窦房传导阻滞出现，则三度窦房传导阻滞可能性大。

静脉注射阿托品后，窦房传导功能无改善为窦性停搏；有改善为三度窦房阻滞。若两者无法区别时，不妨诊断为窦性停搏。

4.5.3.8 房室交接区性逸搏心律和室性逸搏心律

伴有室房传导的房室交接区性逸搏和室性逸搏心律者，实际上并无窦性停搏，而是房室交接区激动的室房传导引起一系列的窦性节律的顺延而已。伴有室房逆传阻滞后，仍未见窦性P波出现，则很可能是窦性停搏。

4.5.3.9 窦室传导

窦室传导即弥漫性完全性心房肌阻滞，窦性激动沿房间束下传至房室交接区和心室肌，产生QRS波，但不能通过丧失了传导性的心房肌传导，故见不到任何P波。有助于这一诊断的要点是：①血钾过高；②有临床上导致血钾过高的病因；③QRS波宽大畸形；④T波尖耸如帐篷样。

4.5.3.10 显著的窦性心动过缓

明显的窦性心动过缓其频率如低于同例房性逸搏心律或伴有室房传导的房室交接区或室性逸搏心律时，则窦性P波如期出现，与房室交接区性逸搏心律形成干扰性房室脱节。如同一次或其他几次心电图上曾见到窦性心动过缓的频率稍超过逸搏心律的频率，而呈现为单纯窦性心动过缓或窦性心动过缓与逸搏心律形成干扰性脱节时，则有助于窦性心动过缓的诊断。然而，由窦性心动过缓转为窦性停搏的可能性也是存在的。

4.5.4 西医治疗方案及原则

对症治疗：停搏时间较短时可无症状；时间较长时可发生昏厥，应及时抢救。治疗窦性停搏的原发病，同时输注提高心率的药物，对发作昏厥者可安装人工心脏起搏器。

应用异丙肾上腺素：提高窦房结的自律性，对抗高钾血症对窦房结的抑制作用。

4.5.5 中医诊疗

4.5.5.1 诊断

(1)重度而显著的窦性心律不齐

重度而显著的窦性心律不齐较少见，其慢相P~P间期可显著延长。少数情况下，可大于两个短P~P间期之和，类似窦性停搏。然而窦性心律不齐时P~P间期的变化是逐渐的。P~P间期呈逐渐缩短又逐渐延长的周期变化，并且慢相的P~P间期不是快相P~P间期的整倍数，表现为P~P间期长短不一。

(2)未下传的房性期前收缩和未下传的房室交接区性期前收缩

①未下传的房性期前收缩的特点：未下传的房性期前收缩的P′波常重叠在前一

心搏的T波上，使T波形态变化。应仔细找出，这是诊断的关键，可用加大电压或走纸速度增快的方法使P′波显露。未下传房性期前收缩的代偿间歇是不完全的：一般小于2个窦性心律P~P间期之和。多个未下传房性期前收缩产生的长P~P间期相等或大致相等。

②未下传的房室交接区性期前收缩的特点：逆行P′波常重叠于前一心搏之T波上，可使T波形态发生变化，故应仔细查找。未下传房室交接区性期前收缩所引起的长P~P间期在心电图上互相之间应相等或大致相等。

③窦房传导阻滞：二度Ⅰ型窦房传导阻滞的特点是在长P~P间期之后的P~P间期逐渐缩短，又突然出现长P~P间期，呈“渐短突长”的特点，上述现象周而复始地出现。二度Ⅱ型甚至高度窦房传导阻滞的特点是无窦性P波的长间期是基本窦性心律P~P间期的整倍数，易于鉴别，但如合并窦性心律不齐，则诊断有一定困难。

④三度(完全性)窦房传导阻滞：持久性或永久性窦性停搏很少出现房性逸搏或房性逸搏心律，而三度窦房阻滞可伴有房性逸搏或房性逸搏性心律。其原因是抑制窦房结的病理因素也同时抑制心房起搏。在持久或永久性窦性停搏前连续描记的心电图或24h动态心电图记录的永久性或持久性窦性停搏前，有暂时性窦性停搏的，则持久性或永久性窦性停搏的可能性大；如有二度窦房传导阻滞出现，则三度窦房传导阻滞可能性大。静脉注射阿托品后，窦房传导功能无改善为窦性停搏；有改善为三度窦房阻滞。若两者无法区别时，不妨诊断为窦性停搏。

⑤房室交接区性逸搏心律和室性逸搏心律：伴有室房传导的房室交接区性逸搏和室性逸搏心律者，实际上并无窦性停搏，而是房室交接区激动的室房传导引起一系列的窦性节律的顺延而已。伴有室房逆传阻滞后，仍未见窦性P波出现，则很可能是窦性停搏。

⑥窦室传导：窦室传导即弥漫性完全性心房肌阻滞，窦性激动沿房间束下传至房室交接区和心室肌，产生QRS波，但不能通过丧失了传导性的心房肌传导，故见不到任何P波。有助于这一诊断的要点是：血钾过高。有临床上导致血钾过高的病因。QRS波宽大畸形。T波尖耸如帐篷样。

⑦显著的窦性心动过缓：明显的窦性心动过缓其频率如低于同例房性逸搏心律或伴有室房传导的房室交接区或室性逸搏心律时，则窦性P波如期出现，与房室交接区性逸搏心律形成干扰性房室脱节。如同一次或其他几次心电图上曾见到窦性心动过缓的频率稍超过逸搏心律的频率，而呈现为单纯窦性心动过缓或窦性心动过缓与逸搏心律形成干扰性脱节时，则有助于窦性心动过缓的诊断。然而，由窦性心动过缓转为

窦性停搏的可能性也是存在的。

4.5.5.2 治疗方案

(1)方一

配料:生山楂500克,蜂蜜250克。

制作:将生山楂洗净,去果柄、果核,然后将山楂放入铝锅内,加水适量,煎煮至七成熟烂,水将干时加入蜂蜜,再用小火煮透收汁即可。冷却后,放入瓶中贮存备用。

用法:每日服3次,每次15~30克。

(2)方二

方药:银花,连翘、竹叶、荆芥、牛蒡子、豆豉、桔梗、甘草、芦根。

加减:若头胀痛较甚者,加桑叶、菊花清利头目。若咳嗽痰多者,加贝母、前胡、杏仁。

停搏时间较短时可无症状;时间较长时可发生昏厥,应及时抢救。治疗窦性停搏的原发病,同时输注提高心率的药物,对发作昏厥者可安装人工心脏起搏器。

4.6 窦房传导阻滞

4.6.1 概述

窦房结发出的冲动传导至心房时发生延缓或阻滞,部分或全部不能到达心房,引起心房和心室停搏,称为窦房传导阻滞(窦房阻滞)。迷走神经张力增高和颈动脉窦过敏、急性下壁心肌梗死、心肌病、洋地黄或奎尼丁中毒、高血钾时可发生窦房阻滞。

4.6.2 临床表现

4.6.2.1 临床特点

窦房传导阻滞可暂时出现,也可持续存在或反复发作。窦房阻滞患者常无症状,也可有轻度心悸、乏力感以及"漏跳",心脏听诊可发现心律不齐、心动过缓、"漏跳"(长间歇)。如果反复发作或长时间的阻滞,可发生连续心搏漏跳,而且无逸搏(心脏高位起搏点延迟或停止发放冲动时,低位起搏点代之发放冲动而激动心脏的现象)出现,则可出现头晕、晕厥、昏迷、阿斯综合征等。另外,尚有原发病的临床表现。

4.6.2.2 心电图特点

窦房阻滞按其程度可分为一度、二度和三度。由于体表心电图不能显示窦房结电

活动,因而诊断一度窦房阻滞,三度窦房阻滞与窦性停搏鉴别困难,只有二度窦房阻滞可以从心电图上表现出来。二度窦房阻滞分为莫氏Ⅰ型(文氏)阻滞和莫氏Ⅱ型阻滞。文氏阻滞表现为PP间逐渐缩短,直至脱落出现一次长PP间期,此长PP间期短于基本PP间期的两倍,应与窦性心律不齐鉴别。莫氏Ⅱ型阻滞表现为P波之间出现长间歇,是基本PP间期的倍数,由此可区别于窦性停搏。窦房阻滞后可出现交界性或室性逸搏心律。

4.6.3 诊断要点

主要依靠心电图来诊断。窦房传导阻滞可根据心电图特点分为一度、二度、高度及三度窦房传导阻滞。

一度窦房阻滞表现为窦房传导时间的延长,在体表心电图上难以诊断;二度窦房传导阻滞可根据病史、症状和心电图表现来确诊;三度窦房阻滞表现为窦性P波消失,与窦性停搏鉴别困难。

4.6.3.1 二度Ⅰ型窦房传导阻滞与窦性心律不齐鉴别

由于变异型文氏型窦房传导阻滞的PP间期长短不一,有时难与窦性心律不齐相鉴别。根据以下几点可作鉴别:

必须是用文氏周期所计算出的窦性激动周期 用该周期对心电图各导联出现的类似文氏周期的PP间期所画出的梯形图结果大致符合诊断者,方能诊断此型窦房传导阻滞。

文氏周期周而复始。

窦性心律不齐时PP间期与呼吸有关 呈逐渐缩短又逐渐延长的特点。而此型传导阻滞时PP间期变化有一定规律,呈逐渐缩短,最后出现一次接近2倍短PP间期的长间期。

4.6.3.2 二度Ⅱ型窦房传导阻滞与3:2二度Ⅰ型窦房传导阻滞的鉴别

均可呈短的PP间期与长的PP间期交替出现,但二度Ⅰ型3:2窦房传导阻滞的长PP间期小于短的PP间期的2倍;而3:2的二度Ⅱ型窦房传导阻滞时长的PP间期是短的PP间期2倍整倍数。

4.6.3.3 二度Ⅱ型窦房传导阻滞与窦性期前收缩二联律的鉴别

窦性期前收缩二联律时长PP间期不是短PP间期的2倍。而3:2的窦房阻滞二度Ⅱ型长间歇的PP间期恰为窦性PP间期的2倍。

4.6.3.4　二度Ⅲ型窦房传导阻滞与窦性心律不齐的鉴别

不同点为二度Ⅲ型窦房传导阻滞的 PP 间期突然缩短、突然延长，与呼吸周期无关。而窦性心律不齐时 PP 间期为逐渐缩短，逐渐延长，与呼吸周期有关，吸气时短，呼气时长。

4.6.3.5　高度窦房传导阻滞与窦性停搏鉴别

窦性停搏一般无明显规律，长短 PP 间期不存在整倍数关系，并且在一份心电图中很少见停搏间期相等的窦性停搏。而在高度窦房传导阻滞时，不论阻滞的程度如何，长的 PP 间期总是短的 PP 间期的整倍数。并且，其长度相等的长 PP 间期可反复出现。而窦性停搏时往往低位节律点也被抑制，一般情况下不易出现逸搏。但在高度窦房传导阻滞时，心脏停搏过久，常易出现房室交界性逸搏及逸搏心律或室性逸搏、室性逸搏心律。

4.6.3.6　三度窦房传导阻滞与持久的窦性停搏的鉴别

三度窦房传导阻滞有时有房性逸搏心律或逸搏；窦性停搏多无房性逸搏或逸搏心律，是由于抑制窦房结的自律性的病理因素，同时抑制了心房异位起搏点。但是有房性逸搏心律者也不一定就是窦房传导阻滞。窦房传导阻滞者也不一定出现房性逸搏心律，此时鉴别是很困难的。在动态心电图或心电监护中，如果在长时间不见 P 波之前曾出现过短暂的或较久的窦性停搏，则可诊断为窦性停搏；如曾出现过一、二度窦房传导阻滞，则可诊断为三度窦房传导阻滞。

4.6.3.7　三度窦房传导阻滞与窦室传导的鉴别

窦房阻滞可有房性逸搏心律，后者则无。

窦房阻滞多以房室交界性心律为基本心律，故 QRS 波群多为室上性，而后者多宽大畸形。

后者常伴有高钾血症所致的高尖 T 波，而前者则无。

如有血钾增高，或临床上可查知导致高血钾的疾病存在时，则常形成弥漫性完全性房内阻滞引起窦室传导，而对窦房结的影响较少。

4.6.4　西医治疗方案及原则

治疗窦房传导阻滞时，主要治疗原发病。

对暂时出现又无症状者可进行密切观察，不需要特殊治疗，患者多可恢复正常。

对频发、反复、持续发作或症状明显者，可口服或静脉注射、皮下注射阿托品。另

外,可口服麻黄碱或异丙肾上腺素(喘息定)。

严重病例可将异丙肾上腺素加于5%葡萄糖中缓慢静脉滴注。

4.6.5 中医诊疗

取淫羊藿与黄芪、党参、附子、细辛、麻黄等煎煮同用,可治病态窦房结综合征和房室传导阻滞。

4.6.5.1 中医辨证分型治疗

(1)急性热盛型

证候:该型多为发病6个月内,伴有发热、咽痛等上呼吸道感染症状,且还有心悸、胸闷痛,便于尿赤,脉疾数或结代,苔黄,舌尖红。

治则:清热泻火,兼养心阴。

方药:以银翘散、五味消毒饮、泻心汤、竹叶石膏汤等加减。药用金银花、连翘、黄芩、蒲公英、知母、大青叶、麦冬、元参、甘草。

(2)心阴虚损型

证候:多为恢复期,病程在6个月或一年以上。症见心悸、气短、胸憋闷,心烦口干,手足心热或常有低热,脉细数或结代,舌质红,无苔或少苔。

治则:养阴清热,兼以安神。

方药:一贯煎、酸枣仁汤、补心丹等加减。药用生地、麦冬、沙参、元参、莲心、炒枣仁、蒲公英、茯神、琥珀粉(冲)五味子、紫石英、板蓝根、丹参。

(3)气阴两虚型

证候:多为慢性期或后遗症期见到该型。症状表现为:心悸,怔忡,气短,胸闷,乏力,面色㿠白,自汗盗汗,舌胖嫩,边有齿痕,苔薄或剥脱,脉细数或促代或虚数。

治则:益气养阴,复脉宁心。

方药:生脉散、炙甘草汤和加减复脉汤。药用党参、黄芪、麦冬、五味子、生地、丹参、琥珀粉(冲)、炙甘草。

(4)阴阳两虚型

证候:多属慢性期,也可见于急性暴发型。症见心悸气促,动则喘急,肢冷畏寒或自汗不止,乏力,浮肿,面色晦暗或紫暗,倚息不得卧,脉细数结代,舌暗淡,苔薄白。

治则:温阳救逆,利水平喘。

方药:以参附汤、右归丸、真武汤、济生肾气汤加减,药用人参、附子、生黄芪、桂枝、生龙牡,枸杞子、泽泻、白术、干姜、五味子、炙甘草。

5　中西医结合心脏病的临床应用

心脏病是心脏疾病的总称，常见的心脏病有：高血压性心脏病，因长期高血压所致；冠状动脉性心脏病，冠状动脉发生病变所引起；风湿性心脏病，A 族溶血性链球菌引起；先天性心脏病，心脏先天畸形。

5.1　稳定型心绞痛

5.1.1　概述

心绞痛是心肌暂时性供氧和需氧之间失平衡引起心肌缺血、缺氧所致，表现以发作性胸痛为主要表现的临床综合征。慢性稳定型心绞痛是指心绞痛发作的程度、频率、性质和诱因在数周内无显著变化。心绞痛症状也可发生于瓣膜性心脏病、肥厚型心肌病和未控制的高血压以及甲状腺功能亢进、严重贫血等患者。冠状动脉痉挛、微血管病变以及某些非心脏性疾病也可引起类似心绞痛的症状，临床上需注意鉴别。

5.1.2　临床表现

稳定型心绞痛临床表现包括以下几个方面：①部位：常位于胸骨后或左前胸，范围常不局限，可以放射到颈部、咽部、颌部、上腹部、肩背部、左臂、左手指侧，以及其他部位。每次心绞痛发作部位往往是相似的。②性质：常呈紧缩感、绞榨感、压迫感、烧灼感、胸憋、胸闷或有窒息感、沉重感，有的患者只诉胸部不适，主观感觉个体差异较大。③持续时间：呈阵发性发作，持续数分钟，一般不会超过 10 分钟。④诱发因素及缓解方式：发作与体力活动或情绪激动有关，停下休息即可缓解。舌下含服硝酸甘油可在 2～5 分钟内迅速缓解。慢性稳定型心绞痛时，疼痛发作的诱因、次数、程度、持续时间及缓解方式一般在较长时间内（>3 个月）大致不变。

5.1.3　诊断要点

病史询问：有或无上述症状出现。

体格检查：常元明显异常，心绞痛发作时可有心率增快、血压升高、焦虑、出汗，有时可闻及第四心音、第三心音或奔马律，或出现心尖部收缩期杂音，第二心音逆分裂，偶闻双肺底啰音。体检尚能发现其他相关情况，如心脏瓣膜病、心肌病等非冠状动脉粥样硬化性疾病，也可发现高血压、肥胖、脂质代谢障碍所致的黄色瘤等危险因素，颈动脉杂音或周围血管病变。

实验室检查：了解冠心病危险因素：空腹血糖、血脂检查，必要时检查糖耐量。了解贫血、甲状腺功能。胸痛较明显患者，查血肌钙蛋白、肌酸激酶。

心电图及运动试验：静息心电图通常正常。当胸痛伴 ST～T 波改变符合心肌缺血时，有助于心绞痛诊断。24 小时动态心电图记录时，如出现与症状相一致的 ST～T 波改变时，对诊断也有一定的参考价值。极量或亚极量运在试验（平板或踏车）有助于明确诊断，并可进行危险分层。

负荷超声心动图和核素心肌显像：静脉推注或滴注药物行负荷超声心动图和核素心肌显像。主要表现为病变冠状动脉供血区域的心室壁节段活动异常（超声心动图）或缺血区心肌放射性核素（铊 201）摄取减低。

CT 和磁共振显像：可检出冠状动脉钙化，但不推荐其作为心绞痛患者的诊断评价。

冠状动脉造影：冠状动脉造影可以明确冠状动脉病变的存在及严重程度，也有利于治疗决策的选择和预后的判断。

5.1.4 西医治疗方案及原则

5.1.4.1 一般防治

控制易患因素。

治疗可加重心绞痛的疾病。

5.1.4.2 心绞痛治疗

药物治疗：轻度心绞痛患者，可选用 β 受体阻滞剂或合并硝酸酯类药物。严重心绞痛者，加用短效二氢吡啶类外的钙离子通道阻滞剂。

介入治疗：对心绞痛症状不能药物控制，或无创检查提示较大面积心肌缺血，且冠状动脉病变适合经皮冠状动脉介入治疗（PCl）者，可行冠状动脉内支架术（包括药物洗脱支架）治疗。

冠状动脉旁路移植术（CABG）：糖尿病伴多支血管病变、严重左心室功能不全和无保护左主干病变患者，CABG 疗效优于 PCl。

5.1.4.3 二级预防

抗血小板：阿司匹林可降低心肌梗死、脑卒中或心血管性死亡的风险，最佳剂量范围为75～150mg/d。氯吡格雷主要用于PCI（尤其是药物洗脱支架术）后，及阿司匹林有禁忌征患者。

调脂治疗：他汀类药物能有效降低总胆固醇和低密度脂蛋白胆固醇，并可减少心血管事件发生。加用胆固醇吸收抑制剂或贝特类药物可使血脂水平得到有效的控制。

ACEI：合并糖尿病、心力衰竭或左心室收缩功能不全的高危患者从ACEI治疗获益大，但低危患者获益可能较小。

β受体阻滞剂：可降低心肌梗死后患者的死亡率。

PCI治疗：对二级预防无明显作用。

5.2 不稳定型心绞痛和非ST段抬高型心肌梗死

5.2.1 概述

不稳定型心绞痛和非ST段抬高型心肌梗死都属于急性冠状动脉综合征。急性冠状动脉综合征是一大类包含不同临床特征、临床危险性及预后的临床症候群，它们有共同的病理机制，即冠状动脉硬化斑块破裂、血栓形成，并导致病变血管不同程度的阻塞。根据心电图有无ST段持续性抬高，可将急性冠状动脉综合征区分为ST段抬高和非ST段抬高两大类，前者主要为ST段抬高型心肌梗死（大多数为Q波心肌梗死，少数为非Q波心肌梗死），后者包括不稳定心绞痛和非ST段抬高型心肌梗死。

5.2.2 临床表现

不稳定型心绞痛的临床表现有以下方面：

静息性心绞痛：心绞痛发作在休息时，持续时间通常在20分钟以上。

初发心绞痛：1个月内新发心绞痛，表现为自发性发作与劳力性发作并存。

恶化劳力型心绞痛：既往有心绞痛病史，近1个月内心绞痛恶化加重，发作次数频繁、时间延长或痛阈降低。

变异型心绞痛也是不稳定型心绞痛的一种，通常是自发性。其特点是一过性ST段抬高，多数自行缓解，但少数可演变成心肌梗死。

不稳定型心绞痛可发展为非ST段抬高型心肌梗死或ST段抬高型心肌梗死。非

ST 段抬高型心肌梗死的临床表现与不稳定型心绞痛相似，但症状更严重，持续时间更长。

5.2.3 诊断要点

有上述典型的心绞痛症状。

体格检查：大部分不稳定型心绞痛和非 ST 段抬高型心肌梗死可无明显体征。高危患者心肌缺血引起的心功能不全可有新出现的肺部啰音或原有啰音增加，出现第三心音、心动过缓或心动过速，以及新出现二尖瓣关闭不全等体征。

有典型的缺血性心电图改变（新发或一过性 ST 段压低≥0.1mV，或 T 波倒置≥0.2mV）。

心肌损伤标记物［心脏肌钙蛋白 T（cTnT）、心脏肌钙蛋白 I（cTnI）或肌酸激酶同工酶（CK~MB）］升高可以帮助诊断非 ST 段抬高型心肌梗死。

冠状动脉造影仍是诊断冠心病的金指标，可以直接显示冠状动脉狭窄程度，并对决定治疗策略有重要意义。

5.2.4 西医治疗方案及原则

5.2.4.1 一般治疗

性期卧床休息 1~3 日，吸氧、持续心电监护。

5.2.4.2 抗缺血治疗

硝酸酯类药物：能降低心肌需氧，同时增加心肌供氧，对缓解心肌缺血有帮助。心绞痛发作时，可舌下含服硝酸甘油，每次 0.5mg，必要时每间隔 5 分钟可以连用 3 次，或使用硝酸甘油喷雾剂，还可以静脉滴注硝酸甘油。

吗啡：应用硝酸酯类药物后症状不缓解或是充分抗缺血治疗后症状复发，且无低血压及其他不能耐受的情况时，可静脉注射硫酸吗啡。

β 受体阻滞剂：通过负性肌力和负性频率作用，降低心肌需氧量和增加冠状动脉灌注时间。高危及进行性静息性疼痛的患者，先静脉使用，然后改为口服。常用的有普萘洛尔、美托洛尔、阿替洛尔、比索洛尔等。

钙离子通道阻滞剂：已经使用足量硝酸酯和 β 受体阻滞剂的患者，或不能耐受硝酸酯和 β 受体阻滞剂的患者或变异型心绞痛的患者，可以使用钙离子通道阻滞剂。

5.2.4.3 抗血小板与抗凝治疗

阿司匹林：如果既往没有用过阿司匹林，可以首剂嚼服阿司匹林，或口服水溶性制剂 0.3g,以后 75～150mg/d。

二磷酸腺苷(ADP)受体拮抗剂:氯吡格雷,负荷剂量 300mg,然后 75mg/d;噻氯匹定:负荷剂量 500mg,然后 250mg,2 次/日,2 周后改为 250mg/d。

血小板膜糖蛋白(GP)Ⅱb/Ⅲa 受体拮抗剂。:有阿昔单抗、依替巴肽和替罗非班。用于准备行 PCI 的不稳定型心绞痛患者,或不准备行 PCI,但有高危特征的急性冠状动脉综合征患者。

肝素:应早期使用,可以降低患者急性心肌梗死和心肌缺血的发生率。

5.2.4.4 他汀类药物

急性冠状动脉综合征患者应在 24 小时内检查血脂,早期给予他汀类药物,在出院前尽早给予较大剂量他汀类药物。

5.2.4.5 冠状动脉血运重建治疗(包括 PCI 或 CABG)

目的是治疗反复发作的心肌缺血以防进展为心肌梗死或猝死。患者具有下列高危因素者,应该早期进行冠状动脉血运重建治疗:

尽管已采取强化抗缺血治疗,但是仍有静息或低活动量的复发性心绞痛或心肌缺血。

cTnT 或 cTnI 明显升高。

新出现的 ST 段下移。

复发性心绞痛或心肌缺血伴有与缺血有关的心力衰竭症状、S3 奔马律、肺水肿、肺部啰音增多或恶化的二尖瓣关闭不全。

血流动力学不稳定。

5.2.5 中医诊治

5.2.5.1 活血化瘀法

自拟补气活血汤为基础方,治疗心血瘀阻型胸痹患者,突出了补气活血、气血同治的原则。其基本方剂组成为:红参、黄蔑、麦冬、五味子、丹参、赤芍、醋没药、炒延胡索、香附、郁金、蒲黄、当归、川芍、甘草。伴痰浊者加二陈汤联合治疗,以达活血化瘀、燥湿化痰之效;伴血压高者加怀牛膝、石决明;心悸失眠者加炒酸枣仁、远志、唬珀末,丹活血汤,具有补气活血化瘀、通血脉止痹痛的功效,可用于气虚血疲型胸痹心痛患者,可达标本兼治的效果。冠心舒对痰阻血瘀型胸痹患者有一定疗效。冠心舒的药物组成:瓜萎、三、燕白、当归、水,获菩、决明子、葛根、佛手、川芍、姜黄、半夏,共计十二味中药。冠心舒可作为治疗冠心病心绞痛的有效方剂广泛应用于临床,并且可用于预防冠心病

的发生。治疗UA。该法具有一定的中医理论基础与临床实践的依据。胸痹的病位主要在心，心为君主之官，心主血脉，心病则导致肝失疏泄、脾失健运、肾之阴阳失衡。心病无力推动血液运行，导致血液瘀阻，临床上气虚血瘀的患者较为多见。冠心病心绞痛的患者病程长、发作频繁、不易治愈，中药治疗不稳定型心绞痛应以补气扶正固本为主。米全喜运用王清任所著《医林改错》中的补阳还五汤。故自拟苏冠复脉汤治疗胸痹心痛，经临床观察，苏冠复脉汤具有补气行气、活血化瘀、祛痰通脉络宽胸的功效，使邪祛而不伤正，可谓祛邪扶正，标本兼治。

5.2.5.2　宣痹祛疾法

脾胃与心关系密切，功能相互影响。因为脾胃是后天之本，主运化水湿，能将食入人体的精微物质化生为气血。而心的功能是主血脉，即主持血脉的运行。因此如果脾胃功能正常，即气血生化有源，水湿运行正常，心亦有所主。如果脾胃功能异常，则气血生化乏源，因此脉中的气血亦减少，归于心之营血也减少，故心无所主，血不养心，不荣则痛而导致胸痹的发生。故有学者对于胸痹的心脾两虚型以健脾祛痰养心，方用归脾汤加减。对于胸痹的痰浊湿阻证，治以祛湿化痰、通络止痛，方用涤痰汤合丹参饮加减。《金匮要略》胸痹之病篇中记载了瓜蒌燕白半夏汤，其为治疗痰浊闭阻型胸痹的基础方。

5.2.5.3　扶正祛邪法

护心康片治疗气虚痰瘀互阻证的胸痹心痛患者疗效显著。生脉胶囊，作用为补气复脉、滋阴生津。可提高心输出量，使LVEF升高，心功能得到较明显改善。正气足则有力推动血液运行，缓解血液瘀滞，故心之脉络才可畅通，心脉通则症状缓解。现代药理研究证实，通心络胶囊有抗凝降脂作用。

5.2.5.4　中医外治法

穴位贴敷法创制的基本思想是运用中医整体观念及辨证施治。将相应的中药制剂贴在与病症相符的腧穴上，通过皮肤的渗透吸收、经络传导的作用，来达到治疗目的。穴位贴敷法属于中药内病外治疗法，且副作用较小。有学者通过辨证用药，适时调整组成药物，自拟穴位贴，选择双内关、双心俞和擅中等穴位外贴，取得了显著的效果。穴位贴敷能显著改善胸痹患者的血管状况，适合临床推广应用。自拟心脉疏膏，以擅中、太渊、太溪为主穴。根据不同的证型选择配穴。治疗以心肾阳虚、痰瘀内阻为主要病机的胸痹心痛，临床疗效较好。胸痹膏穴位贴敷治疗气滞血瘀型胸痹心痛效果良好。穴位贴敷作用直接迅速，方法独特，而且无毒副作用、经济节约，既可改善症状，又可降低复发率。

5.3 ST 段抬高型心肌梗死

5.3.1 概述

ST 段抬高型心肌梗死(STEMI)是在冠状动脉病变的基础上,发生冠状动脉血供急剧减少或中断,使相应的心肌严重而持久地急性缺血导致心肌坏死,多由于冠状动脉粥样硬化斑块破裂、血栓形成,并导致病变血管的完全阻塞所致。心电图有 ST 段持续性抬高,大多为 Q 波心肌梗死。对 STEMI 的诊断应及时准确,治疗以血运重建(包括溶栓和急诊经皮冠状动脉介入治疗)为主,目标是尽快开通闭塞的冠状动脉,尤其对于合并心源性休克或心力衰竭的重症 STEMI。

5.3.2 临床表现

疼痛常是最先出现的症状,疼痛部位和性质与心绞痛相同,但诱因多不明显,常于安静时发生,程度较重,持续时间可长达数小时,休息和含用硝酸甘油多不缓解。患者常烦躁不安、出汗、恐惧,或有濒死感。部分患者疼痛可位于上腹部,或放射至颈部、咽部、颌部、肩背部、左臂、左手指侧,以及其他部位。少数患者无疼痛,一开始即表现为休克或急性心力衰竭。可有发热等全身症状,部分患者可伴有恶心、呕吐和腹胀等消化道症状。

5.3.3 诊断要点

有上述典型症状,要注意与急性肺动脉栓塞、急性主动脉夹层、急性心包炎及急性胸膜炎等引起的胸痛相鉴别。

体格检查:心脏浊音界可正常或轻度至中度增大,心率多增快,也有少数减慢,可有各种心律失常。心尖区第一心音减弱,可出现第四心音奔马律,少数有第三心音奔马律。二尖瓣乳头肌功能失调或断裂的患者可出现心尖部粗糙的收缩期杂音或伴收缩中晚期喀喇音。早期血压可增高,多数患者血压降低,甚至休克。合并心力衰竭的患者可有新出现的肺部啰音或原有啰音增加。

18 导联心电图有典型的动态改变:发病数小时内可为正常或出现异常高大两肢不对称的 T 波;数小时后 ST 段明显抬高,弓背向上;数小时至 2 日内出现病理性 Q

波。部分患者可表现为新出现的左束支传导阻滞。

心肌损伤标记物:包括肌钙蛋白(cTnI 或 cTnT)、肌酸激酶同工酶(CK ~ MB)和肌红蛋白,其动态变化有助于心肌梗死的诊断,且有助于罪犯血管的开通和预后的判定。

超声心动图:可在缺血损伤数分钟内发现节段性室壁运动障碍,有助于心肌梗死的早期诊断,对疑诊主动脉夹层、心包炎和肺动脉栓塞的鉴别诊断具有特殊价值。

5.3.4 西医治疗方案及原则

STEMI 的治疗原则是尽快恢复心肌的血液灌注(到达医院 30 分钟内开始溶栓或 90 分钟内开始介入治疗)以挽救濒死的心肌、防止梗死扩大或缩小心肌缺血范围,保护和维持心脏功能,及时处理严重心律失常、泵衰竭和各种并发症,防止猝死。

5.3.4.1 一般治疗和药物治疗

监护:持续心电、血压和血氧饱和度监测,及时发现和处理心律失常、血流动力学异常和低氧血症。

卧床休息和吸氧:可降低心肌耗氧量,减少心肌损害。对血流动力学稳定且无并发症的患者卧床休息 1 ~3 天,对病情不稳定及高危患者卧床时间应适当延长。

建立静脉通道:保持给药途径畅通。

镇痛:吗啡 3mg 静脉注射,必要时每 5 分钟重复 1 次,总量不宜超过 15mg。

硝酸甘油:无禁忌证者通常使用硝酸甘油静脉滴注 24 ~48 小时,然后改用口服硝酸酯制剂。硝酸甘油的禁忌证有低血压(收缩压 <90mmHg)、严重心动过缓(<50 次/分)或心动过速(>100 次/分)。下壁伴右心室梗死时,更易出现低血压也应慎用。

抗血小板药物:无禁忌证者即服水溶性阿司匹林或嚼服肠溶阿司匹林 150 ~ 300mg,然后每日 1 次,3 日后改为 75 ~150mg 每日 1 次长期服用;氯吡格雷初始剂量 300mg,以后剂量 75mg/d 维持;GPII b/Ⅲa 受体拮抗剂用于高危患者。

抗凝治疗:肝素(或低分子肝素)应常规使用或与溶栓、PCI 联合应用。

β 受体阻滞剂:无禁忌证者常规使用。

ACEI:适用于前壁 STEMl、伴肺瘀血、LVEF <40% 的患者,不能耐受者可使用 ARB 替代。

抗焦虑剂:应常规使用。

纠正水、电解质及酸碱平衡失调。

阿托品:主要用于下壁 STEMI 伴有窦性心动过缓、心室停搏和房、室传导阻滞患者,可给阿托品 0.5 ~1.0mg 静脉注射,必要时每 3 ~5 分钟可重复使用,总量应 <

2.5mg。阿托品非静脉注射和用量太小(<0.5mg)可产主矛盾性心动过缓。

饮食和通便:需禁食至胸痛消失,然后给予流质、半流质饮食,逐步过渡到普通饮食。所有患者均应使用缓泻剂,以防止便秘时排便用力导致心脏破裂或引起心律失常、心力衰竭。

5.3.4.2 再灌注治疗包括溶栓和急诊 PCI

优先溶栓的指征:①发病≤3 小时;②不能行 PCI 者;③PCI 耽误时间(急诊室至首次球囊扩张时间>90 分钟),而溶栓相对更快。

优先急诊 PCI 的指征:①PCI 条件好(急诊室至首次球囊扩张时间<90 分钟),有心外科支持;②高危患者(如:心源性休克或合并心力衰竭);③溶栓禁忌者(有出血或颅内出血风险);④发病>3 小时;⑤疑诊为 STEMI 者。

5.3.4.3 并发症的治疗

急性左心衰竭:吸氧、吗啡、呋塞米、硝酸甘油、多巴胺、多巴酚丁胺和 ACEI 等。

低容量低血压:补液、输血、对因和升压药等。

心源性休克:升压十增加组织灌注。

心律失常:抗心律失常药物、电复律或起搏对症处理。

机械并发症:尽快行外科手术治疗。

5.3.4.4 置入 ICD 的指征

STEMI 后 48 小时以上未发生 VT 或室颤,1 个月时 LVEF<30%;或 LVEF30%~40%,合并心电不稳定加上电生理检查阳性者。

5.3.4.5 出院后的二级预防

控制危险因素:

戒烟。

控制血压(β 受体阻滞剂和 ACEI)。

降血脂(他汀类药物,必要时加用贝特类或烟酸)。

5.3.5 中医诊治

5.3.5.1 临床诊断

临床表现近半数病人有梗死前的先兆症状,如顽固而剧烈的心绞痛、硝酸甘油含服无效,或伴有恶心、呕吐、大汗出或有心功能不全表现。但心电图出现梗死前缺血表现,无梗死图像所示。发生梗死时同样有这些症状,但心电图表现有心肌梗死的图像。

疼痛:这是最先出现的症状,疼痛部位和性质与心绞痛相同,但常发生于安静或睡眠时,疼痛程度较重。范围较广,持续时间可长达数小时或数天,休息或含用硝酸甘油片多不能缓解,病人常烦躁不安、大汗淋漓、恐惧,有濒死之感。在我国约 1/6 ~ 1/3 的病人疼痛的性质及部位不典型,如位于上腹部,常被误认为胃溃疡穿孔或急性胰腺炎等急腹症;位于下颌或颈部,常被误认为骨关节病。部分病人无疼痛,多为糖尿病人或老年人,一开始即表现为休克或急性心力衰竭:少数病人在整个过程中都无疼痛或其他症状,而事后才发现得过心肌梗死。

全身症状:主要是发热。伴有心动过速、白细胞增高和红细胞沉降率增快等,由坏死物质吸收所引起。一般在疼痛发生后 24 ~ 48h 出现,程度与梗死范围常呈正相关,体温一般在 38℃上下,很少超过 39℃持续 1 周左右。

胃肠道症状:约 1/3 有疼痛的病人,在发病早期伴有恶心、呕吐和上腹胀痛,与迷走神经受坏死心肌刺激和心排血量降低组织灌注不足等有关:肠胀气也不少见:重症者可发生呃逆。

心律失常:见于 75% ~95% 的病人,多发生于起病后 1 ~ 2 周内。尤其 24h 内。心电图可呈现弥漫性异常。

低血压和休克:疼痛期中会导致血压下降,可持续数周后再上升,且常不能恢复以往的水平。如疼痛缓解而收缩压低于 80mmHg,病人烦躁不安、面色苍白、皮肤湿冷、脉细而快、大汗淋漓、尿量减少、神志迟钝、甚至昏厥者则为休克的表现。

心力衰竭:主要是急性左心衰竭,可在起病最初数日内发生或在疼痛、休克好转阶段出现。发生率约为 20% ~48%,为梗死后心脏收缩力显著减弱和顺应性降低所致。病人出现呼吸困难、咳嗽、发绀、烦躁等。严重者可发生肺水肿或进而发生右心衰竭的表现,出现颈静脉怒张、肝肿痛和水肿等。右心室心肌梗死者。一开始即可出现右心衰竭的表现。

5.3.5.2　检查

诊断依据心肌梗死临床症状、血清酶、心电图等诊断。无须其他检查。

5.3.5.3　鉴别诊断

心绞痛:心绞痛的疼痛性质与心肌梗死相同,但发作较频繁,每次发作历时短,一般不超过 15 分钟,发作前常有诱发因素,不伴有发热、白细胞增加、红细胞沉降率增快或血清心肌酶增高,心电图无变化或有 ST 段暂时性压低或抬高,很少发生心律失常、休克和心力衰竭,含有硝酸甘油片疗效好等,可资鉴别。

急性心包炎：尤其是急性非特异性心包炎，可有较剧烈而持久的心前区疼痛，心电图有ST段和T波变化。但心包炎病人在疼痛的同时或以前，已有发热和血白细胞计数增高，疼痛常于深呼吸和咳嗽时加重，体检可发现心包摩擦音，病情一般不如心肌梗死严重，心电图除aVR外，各导联均有ST段弓背向下的抬高，无异常Q波出现。

急性肺动脉栓塞：肺动脉大块栓塞常可引起胸痛、气急和休克，但有右心负荷急剧增加的表现。如右心室急剧增大、肺动脉瓣区搏动增强和该处第二心音亢进、三尖瓣区出现收缩期杂音等。发热和白细胞增多出现也较早。心电图示电轴右偏，Ⅰ导联出现S波或原有的S波加深，Ⅲ导联出现Q波和T波倒置，aVR导联出现高R波，胸导联过渡区向左移，左胸导联T波倒置等，与心肌梗死的变化不同，可资鉴别。

急腹症：急性胰腺炎、消化性溃疡穿孔、急性胆囊炎、胆石等，病人可有上腹部疼痛及休克，可能与急性心肌梗死病人疼痛波及上腹部者混淆。但仔细询问病史和体格检查，不难做出鉴别，心电图检查和血清心肌酶测定有助于明确诊断。

主动脉夹层分离：以剧烈胸痛起病，颇似急性心肌梗死。但疼痛一开始即达高峰，常放射到背、肋、腹、腰和下肢，两上肢血压及脉搏可有明显差别，少数有主动脉瓣关闭不全，可有下肢暂时性瘫痪或偏瘫。X线胸片、CT，超声心动图探测到主动脉壁夹层内的液体，可资鉴别。

5.3.5.4 并发症

如果心肌梗死面积较大，可出现严重的三大并发症：休克、心力衰竭、心律失常。此外，也可发生脑栓塞、下肢静脉栓塞、心肌壁瘤、肺部感染等。

防治并发症。心源性休克主要由于梗死面积较大，剧烈心绞痛、心律失常、左心衰竭而使心脏收缩功能减退，排血量减少，血压下降。临床表现可出现面色苍白、大汗淋漓、手足冰冷、血压下降。要安慰病人，稳定其情绪，注意保暖，盖好衣被。热水袋可外包毛巾，敷于四肢部位，有汗用干毛巾轻轻擦干，经常更换内衣或被单。休克纠正情况可注意病人的面色，面色如由白转红，四肢温暖，脉搏规则有力，呼吸平稳，尿量增多，血压肯定回升，休克已经纠正；相反则休克未好转。应立即进行抢救。

5.3.5.5 分型

山东省淄博市古方中医疑难病研究所将心肌梗死分为气阴两虚型、阳气虚弱型、痰瘀交阻气滞血瘀型等三型，分别治以益气养阴、益气温阳、化痰祛瘀。古方中医将心肌梗死分为心脾气虚，气滞痰浊型，治以补气养心、宽胸理痰；阳气虚弱、寒凝痰浊型，治以益气温阳、祛寒化痰；肝肾阴虚、血瘀阳亢型，治以滋补肝肾、潜阳化瘀；阴阳两虚、气滞血瘀型，治以阴阳双补、化瘀止痛；心肾衰竭、阳脱厥逆型，治以温肾强心、回阳救逆。

5.3.5.6 中医治疗

(1)秦汉时期

在治疗方面，《内经》确立了一些治则，大致可分为两类：一是治标与治本，即“急则治其标，缓则治其本”；二是正治与反治，即“逆者正治，从者反治”，正治是逆其证候性质而治的一种常用治疗法则，反治是顺从疾病假象而治的一种治疗方法，这为后世的辨证论治奠定了基础。《灵枢·厥病》曰：“心痛不可刺者，中有盛聚。不可取于腧”。汉代竹简当时记载有：“胸痹，用细辛、菖蒲、人参”等药进行治疗，属中医之温通行气之法。张仲景在《金匮要略》中根据不同证候创立了栝楼薤白白酒汤、栝楼薤白半夏汤、枳实薤白桂枝汤、桔枳姜汤、人参汤、薏苡附子散、乌头赤石脂丸等方剂，取温通散寒，宣痹化湿之效，体现了张仲景对心痛、胸痹辨证施治的特点，至今仍在临床治疗中发挥着作用。

(2)唐宋时期

唐朝孙思邈在其《千金要方》和《千金翼方》中列举了心痛胸痹症候表现特点和治法，指出“心痛暴绞急欲绝，灸神府百壮……”“心痛如锥刀刺气结，灸膈俞七壮”“心痛如椎针刺，然谷、太溪主之”“心痛短气不足以息，刺手太阴”，“胸痹引背时寒，间使主之；胸痹心痛，天井主之”等，在针灸治疗心痛方面，总结了许多有效的经验。另外，《千金翼方》中也有用“大乌头丸”治疗“虚寒心痹”的记载。《千金要方》中的细辛散、蜀椒散、前胡汤、下气汤，亦是在前人所用方药的基础上，增用辛香通散药物如细辛、花椒、吴茱萸、槟榔、木香、草豆蔻等而成。《外台秘要》中载“深师疗胸痹麝香散方”，用药始用清心化痰散结之品。《太平惠民和剂局方》所载的“苏合香丸”主治卒心痛等病证，至今仍在临床治疗中广泛应用。

(3)明清时期

明清时期活血化瘀疗法得到了广泛的应用，如《奇效良方》中的“胜金散”及为治疗真心痛立的“木附汤”等，并建议用大辛大温之剂以温通经脉，回阳救逆，为后世治疗真心痛确立了一定的方法。《医宗金鉴》中的“颠倒木金散”，《时方歌括》中的“丹参饮”，《医林改错》中的“血府逐瘀汤”等，都是采取活血化瘀法治疗胸痹的代表方，并通过临床观察认识到“真心痛，手足青不至节，或冷未至厥，此病未深，犹有可救。此外，寒凉药物也得到了广泛应用”。《症因脉治》明言：“若热因诸胸痹，则栀连二陈汤、小陷胸汤、川连枳橘汤、加味二陈汤可以选用也”。

(4)古方中医对心肌梗死中医论治的认识

现在认为冠心病心肌梗死的主要病机为本虚标实,本虚以气虚、阴虚为主,标实以气滞、血瘀、痰浊多见。古方中医认为气滞、血瘀、痰浊,使血脉不通而发生胸痹。古方中医提出了痰瘀互结理论,认为津液运化失司,停聚而成痰;血不循经,留于脉外或滞于脉中,造成血瘀痰停或痰聚碍血;或痰瘀互化,终至痰瘀阻滞于经脉,痰瘀互结而致病,并创立了以通为补,化痰宣痹、活血化瘀的"古方舒心方"。山东省淄博市古方中医疑难病研究所将胸痹分为气阴两虚型、阳气虚弱型、痰瘀交阻气滞血瘀型等3型,分别治以益气养阴、益气温阳、化痰祛瘀。古方中医将胸痹分为心脾气虚,气滞痰浊型,治以补气养心、宽胸理痰;阳气虚弱、寒凝痰浊型,治以益气温阳、祛寒化痰;肝肾阴虚、血瘀阳亢型,治以滋补肝肾、潜阳化瘀;阴阳两虚、气滞血瘀型,治以阴阳双补、化瘀止痛;心肾衰竭、阳脱厥逆型,治以温肾强心、回阳救逆。

山东淄博古方中医疑难病研究所从中医络病学说探讨胸痹的中医病机和治疗,认为胸痹病位在心之络脉,主要病机为心气虚乏、络脉瘀阻、绌急而痛,组成了以益气药和虫类药为主的"古方通心络散",以达到益气通络、活血化瘀、解痉止痛之功效。

必要的药物治疗必须坚持,如活血通脉的复方丹参片,扩张血管及减轻血小板凝集的双嘧达莫,小剂量的阿司匹林、异山梨酯等,以避免心绞痛及心肌梗死的再发。如有高血压、高脂血症或糖尿病等,都须继续服药加以控制。

5.3.5.7　预防

心肌梗死前多数有先兆或前驱症状,且一般都有诱发因素,这些诱发因素相似于心绞痛诱发因素,有精神情绪波动、工作劳累、体力过劳、饱餐饮酒、寒冷及某些疾病如感冒、出血、腹泻等,如果平时加以注意,避免这些因素,就有可能消除心肌梗死的发生。

在心肌梗死出现先兆或前驱症状时,如积极采取措施,给以治疗,就有可能避免发病,即便发病,预后也较好。这些措施与抢救方法与心绞痛相同。

5.3.5.8　禁忌

注意休息适当锻炼:心肌梗死患者出院后要注意休息,病情稳定后可根据年龄和心功能情况,逐步增加每天活动量,锻炼内容应以散步、打太极拳等较合适,绝对避免剧烈运动和重体力活动。如无慢性心力衰竭和心绞痛发作,半年后可恢复部分工作。

饮食宜清淡、少食多餐、忌暴饮暴食:饮食以清淡、易消化、富含维生素及蛋白质为主,不吃肥肉、动物内脏、天然黄油等食物。平时以植物油为食用油,多吃新鲜蔬菜、水

果、瘦肉、鱼和豆制品等。古方中医建议:少吃甜食和刺激性的食物,如辣椒、浓咖啡和冷饮等。患者可少量饮用葡萄酒或黄酒,但忌饮烈性酒,并且戒烟。

减少性生活:在心肌梗死恢复期间,如果有频繁的心绞痛发作者,应禁止性生活。如病情稳定,性生活也要节制,每月一至两次,以性生活后无不适感为宜。

情绪稳定心情舒畅:患者在思想上应该正确地对待疾病。要高度重视,但不必过分紧张。平时保持情绪稳定,心情舒畅和心理平衡。避免精神压力和不良刺激,尽量防止强烈的情绪激动和过度的精神疲劳,加强自控能力。

5.4 无症状冠心病

5.4.1 概述

无症状冠心病的诊断是依据有心肌梗死的病史、血运重建病史和(或)心电图缺血的证据、冠状动脉造影异常或负荷试验异常而无相应症状者。无症状冠心病的发生与心肌供血的需求平衡失调及冠状动脉痉挛密切相关,可导致严重心律失常、心肌梗死和猝死,平均死亡率2%~3%。

无症状冠心病又称隐匿性冠心病。其无临床症状,但有心肌缺血的心电图更变。实际上病人不是真正的无症状,而是隐匿、忽视和误解了与冠心病有关的症状。例如异位疼痛,即出现在咽喉、牙齿、颈项、上腹部、肩背部、左前臂,甚至下肢部位的疼痛,这类疼痛虽然部位各异,但诱因往往为劳累、寒冷、饱食、激动等,呈阵发性。又如老年人出现活动后胸闷憋气、呼吸急促,休息后缓解等症状,均不能排除冠心病的发作。无症状性冠心病的发作高峰多在6~12时,0~6时最少,单支冠状动脉病变者发生率高于多支病变者。临床特点:心电图运动试验阳性但无症状;冠状动脉造影有明显的血管狭窄而无症状;未被识别或无症状的心肌梗死;既往无症状而发现陈旧性心肌梗死;慢性稳定性心绞痛病人,一日之内频繁而短暂的发作ST段压低,压低次数的70%~85%无症状,仅24%伴有胸痛;无先兆症状的猝死。所以我们必须掌握有关的知识,提高警惕,及时就诊,防止延误病情而导致严重的后果。

5.4.2 临床表现

无症状型冠心病是无临床症状,但客观检查有心肌缺血表现的冠心病亦称隐匿型冠心病。患者有冠状动脉粥样硬化,但病变较轻或有较好的侧支循环,或患者痛阈较高因而无疼痛症状。其心肌缺血的心电图表现可见于静息时、增加心脏负荷时或仅在24小时的动态观察中间断出现(无痛性心肌缺血)。

5.4.2.1 无症状型冠心病的临床每天表现

患者多属中年以上无心肌缺血的症状在体检时发现日本心电图(静息动态或负荷试验)有ST段压低T波倒置等或放射性核素心肌显像(静息或负荷试验)示心肌缺血。

5.4.2.2 无症状型冠心病的检查

无症状型冠心病的诊断培养免疫主要根据静息动态或负荷试验的心电图检查和(或)放射性核素心肌显像发现每天患者有心肌缺血的改变而无其他原因又有动脉粥样硬化的危险因素移植进行选择性冠状动脉造影检查可确立优秀诊断。

5.4.2.3 无症状型冠心病的治疗贡献

无症状型冠心病的造诣治疗采用防治动脉粥样硬化的各种措施以防止粥样斑块加重争取粥样斑块消退和促进冠状动脉侧支循环的建立留学静息时心电图或放射性核素心肌显像示已有明显心肌缺血改变者宜适当减轻得以工作或选用硝酸酯制剂β受体阻滞剂钙通道阻滞剂治疗出生。

患者多属中年以上,无心肌缺血的症状,在体格检查时发现心电图(静息、动态或负荷试验)有ST段压低、T波倒置等,或放射性核素心肌显像(静息或负荷试验)示心肌缺血表现。此类患者与其他类型的冠心病患者之不同,在于并无临床症状,但它又不是单纯的冠状况动脉粥样硬化,因此已有心肌缺血的客观表现,即心电图放射性核素心肌显像示心脏已受到冠状动脉供血不足的影响。可以认为是早期的冠心病但已不一定是早期的冠状动脉粥样硬化,它可能突然转为心绞痛或心肌梗死,亦可能逐渐演变为心脏扩大,发生心力衰竭或心律失常,个别患者亦可能猝死。诊断出这类患者,可为他们提供较早期治疗的。

5.4.3 诊断要点

5.4.3.1 高危人群

伴有1个或以上冠心病危险因素。

5.4.3.2 心肌缺血客观证据

动态心电图:最常用。

运动试验。

核素运动心肌灌注显像。

冠状动脉造影术:可明确诊断并确定血管病变部位及狭窄程度。

5.4.3.3 临床分型

Ⅰ型:完全无症状性心肌缺血。

Ⅱ型:心肌梗死后的无症状性心肌缺血。

Ⅲ型:心绞痛同时伴有无症状性心肌缺血。

5.4.3.4 诊断和鉴别诊断

诊断主要根据静息、动态或负荷试验的心电图检查,和(或)放射性核素心肌显像,发现患者有心肌缺血的改变,而无其他原因,又有动脉粥样硬化的危险因素。进行选择性冠状动脉造影检查可确立诊断。鉴别诊断要考虑下列情况:

自主神经功能失调:此病有肾上腺素能β受体兴奋性增高的类型,患者心肌耗氧量增加,心电图可出现ST段压低和T波倒置等改变,患者多表现为精神紧张和心率增快。服普萘洛尔10~20mg后2小时,心率减慢后再作心电图检查,可见ST段和T波恢复正常,有助于鉴别。

其他心肌炎、心肌病、心包病、其他心脏病、电解质紊乱、内分泌和药物作用等情况都可引起ST段和T波改变,诊断时要注意摒除,但根据其各自的临床表现不难做出鉴别。

5.4.3.5 预后

由于本病是冠心病的早期或建立了较好的侧支循环的阶段,故预后一般较好,防治得当可防止发展为严重的类型。

5.4.4 治疗方案及原则

采用防治动脉粥样硬化的各种措施(动脉粥样硬化),以防止粥样斑块加重,争取粥样斑块消退和促进冠状动脉侧支循环的建立。静息时心电图或放射性核素心肌显像示已有明显心肌缺血改变者,宜适当减轻工作,或选用硝酸酯制剂、β受体阻滞剂、钙通道阻滞剂治疗。

控制冠心病危险因素。

药物治疗:参照慢性稳定型和不稳定型心绞痛。

冠状动脉血运重建治疗:适用于药物治疗后有频繁、持续性无症状性心肌缺血发作者。

5.4.5 中医诊治

中医认为,冠心病的病因病机在中医学上应属于“胸痹、真心痛、阙心痛”等的范畴,早在内经时代就有类似的记载。《素问·藏气法时论篇》亦说:“心病者、胸中痛、胁支满胁下痛,膺背间胛间痛,两臂内痛。”《灵枢厥论》说:“真心痛,手足青至节,心痛甚,旦发亡,发旦亡。”这种真心痛讲的就是胸痹的重症。冠心病的主要病机是血脉不通,血脉不通是因瘀血、疾浊、气滞,寒凝而致,而瘀血,疾浊气滞,寒凝的产生是长期以来,脏腑功能失调的结果,因此有“心主血脉”之说,认为心脏疾患和“血”“脉”密切相关,治疗也应从“血”和“脉”两条途径入手。临床上常分为心血瘀阻型、疾浊闭阻型、寒凝气滞型、心阳不足型、心阴不足型。

5.4.5.1 心血瘀阻型

症见证胸部刺痛,或左胸膺部刺痛,固定不移,面晦唇青,兼有爪甲青紫,或心悸不宁,舌质紫暗,脉沉色或结代。治宜活血化瘀。方用血府逐瘀汤合失笑散,方中当归、赤芍、川芎、桃仁、红花等均为活血祛瘀之品,柴胡疏肝,枳壳理气,一升一降,调整气机,蒲黄、五灵脂、活血通络祛瘀而止痛,气为血帅,气行则血行,若胸痛甚者,可酌加降香、郁金、元胡以活血理气止痛。

5.4.5.2 疾浊闭阻型

症见证胸闷痞满或痛饮肩背,气短喘促,肢体沉重。形体肥胖,痰多苔浊腻,脉滑。治宜通阳泄浊,豁痰开结。方用栝楼薤白半夏汤加味,方中栝楼开胸中疾结;半夏化瘀降逆;薤白辛温通阳,豁痰下气;若加干姜,陈皮、白蔻仁等以通阳豁痰,温中理气,其效更加。

5.4.5.3 寒凝气滞型

症见胸痛彻背,御寒则重,胸闷气短,心悸则重哮喘不能平卧,面色苍白,四肢阙冷,舌淡苔白,脉沉细。治宜辛温通阳。方用枳实薤白桂枝汤加减,方中枳实下气破结,消疲除满;薤白辛温通阳,宽胸散结;桂枝通阳散寒;栝楼、厚朴化痰散结,祛痰下气;再配附子、丹参、檀香以理气温阳,活血通络。

5.4.5.4 心阳不足型

症见心胸闷痛时作,形寒心悸,面色苍白,兼有精神疲倦,汗多,唇甲淡白或青紫,脉沉迟或脉微欲绝。方用炙甘草汤合栝楼、薤白白酒汤,方中炙甘草、人参、大枣益气补心脾;生地、麦冬、阿胶、麻仁滋阴润燥,养心补血;栝楼、薤白、白酒生姜桂枝具有通阳复脉之动。

5.4.5.5 心阴不足型

症见胸闷且痛，心悸盗汗，心烦不寐，五心烦热，兼有耳鸣，舌红或有紫斑，脉细数或紫涩。方用天王补心丹加减，方中重用生地，滋阴养血；玄参、天冬、麦冬甘寒滋润以清虚火；丹参、当归补血活血；人参茯苓益气宁心；酸枣仁、五味子、柏子仁养心安神；若阴虚阳亢，兼见面潮红，肢麻者可加石决明、坏牛膝，夏枯草、钩丁、生龙牡等以滋阴潜阳。

胸痹的临床特征为胸闷痛，甚则胸痛彻背，气短喘息，不得安卧。平时应注意控制饮食，忌食肥甘厚味，及辛辣之品，以防痰浊内生，适当参加活动，使气血通畅，防正气血凝滞，保持情绪稳定，避免饱餐，大量饮酒，过劳及寒冷刺激，另外，使用活血化瘀药也存在一定程度的不良反应及潜在的危险性，有出血性卒中史或长期服用阿司匹林的患者再服用大量的活血化瘀药物会产生双重作用，故给此类患者应用活血化瘀时应注意，检查血小板计数和凝血功能，还有冠心病合并肝病、肝硬化患者，由于血小板减少和凝血因子缺乏，再加上食管和胃底静脉曲张等因素，长期服用可诱发胃肠道出血，随者发展进一步深入，中医治疗冠心病的机制将更明确，在此方面的前途会更广阔。

5.5 心脏 X 综合征

5.5.1 概述

心脏 X 综合征是稳定型心绞痛的一个特殊类型，又称微血管性心绞痛，患者表现劳力诱发心绞痛，有客观缺血证据或运动试验阳性，但选择性冠状动脉造影正常，且可除外冠状动脉痉挛。心脏 X 综合征的近远期预后通常良好，治疗主要是缓解症状。有统计发现，在未经冠状动脉造影检查而诊断为冠心病的患者中，有 15% 至 45% 的病人其实是 X 综合征。当疾病发作时或者在无创心脏负荷后(如运动平板试验)心电图提示心肌缺血改变，冠状动脉造影未发现血管狭窄或阻塞。但临床上也可见到不少的患者无上述心肌缺血的表现，从而增加了临床诊断难度。所以近来同位素心肌灌注显像在诊断 X 综合征中显示出更为重要的地位，发挥着越来越重要的作用。患者应及早配合医生进行检查和治疗，争取早日康复。

5.5.2 临床表现

多见于青年或中年女性患者，常常缺乏冠心病危险因素。具有典型或不典型的劳力型心绞痛症状。部分患者对硝酸甘油治疗有效。心脏性 X 综合征是指有典型的心绞痛症状，特别是劳累性心绞痛，运动负荷试验有缺血型 ST 段压低，但在麦角新碱试验前后的冠状动脉造影均正常，并排除可导致心电图缺血性改变的其他心脏病。X 综合征多见于 50 岁左右的患者，女性多见，尤其是绝经前女性，主要表现为发作性胸骨后疼痛，多数患者的胸痛与心肌耗氧量增加，如劳累、情绪激动等有关；也有一部分患者诱发胸痛的体力负荷的阈值不恒定，休息时也可发作；部分患者胸痛常持续较长时间（ >30 分钟），且含服硝酸甘油效果不佳，胸痛症状反复发作。在运动、心房调搏和使用血管扩张剂（如双嘧达莫、硝酸甘油或罂粟碱）后，正常人冠状动脉血流量增加，而 X 综合征患者尽管心外膜下冠状动脉无狭窄，但冠状动脉血流量却未发现相应增加，说明冠状动脉血流储备力（即冠状动脉最大的血流量与基础血流量之比）下降，这是 X 综合征的一个重要特点。

5.5.3 诊断要点

患者具有心绞痛或类似于心绞痛的胸痛发作。

运动负荷心电图或心肌核素检查显示心肌缺血证据。

冠状动脉造影阴性常用的诊断标准为：①有劳累型心绞痛症状；②心电图运动试验阳性（ST 段缺血型下移≥0.1mm）；或动态心电图检测出现至少一次 ST 段缺血型下移≥0.1mm；③冠状动脉造影正常，无自发或诱发（冠状动脉内麦角新碱激发试验）冠状动脉痉挛表现。

专科特殊检查：内分泌特殊检查、口腔科特殊检查、妇产科特殊检查、心血管检查、消化系统特殊检查、皮肤科特殊检查、眼科特殊检查、耳鼻喉科特殊检查、肺功能检查。

临床血液检查：出血和凝血检查、白细胞、红细胞。

临床血液流变学检查。

传染病免疫学检查：淋病、梅毒免疫学检测、烈性传染病免疫学检测、立克次体传染病免疫学检测、细菌传染病免疫学检测、螺旋体传染病免疫学检测。

体液和排泄物检查：唾液与泪液检查、尿液检查汗液电解质检查、浆膜腔穿刺液检查、滑膜液检查痰液检查、粪便检查精液和前列腺液检查、羊水检查肾功能测定、胃液和十二指肠引流液检查、脑脊液检查、阴道分泌物检查。

免疫学检查：细胞免疫测定自身抗体测定血清免疫球蛋白测定血清补体测定。

影像学检查：B 型超声检查 CT 检查 PET 显像 X 线检查同位素检查磁共振检查。

激素类测定：垂体激素测定、性腺激素测定、消化道激素测定、甲状旁腺激素测定、甲状腺激素测定肾上腺激素测定胰腺内分泌功能检查、其他激素测定。

电生理学检查。

血液生化检查:氨基酸、氮化物、有机酸测定糖类测定脂类测定色素测定、蛋白质测定、血气分析血液无机物测定、血清维生素测定酶类测定。

血清学检查:凝集试验沉淀、试验病毒的血清学检查、肿瘤免疫检测补体结合试验其他。

血细胞化学染色。

骨髓细胞学检查。

5.5.4 西医治疗方案及原则

5.5.4.1 药物治疗

治疗主要是减轻反复发作胸痛的痛苦,减少心肌耗氧量和改善冠脉储备功能。但常规抗心绞痛药物治疗效果不理想,对硝酸酯、β 受体阻滞剂、钙离子拮抗剂个体反应不一。X 综合征患者舌下含服硝酸酯不能提高运动耐量,而且有些病人的运动耐量可能减退。钙拮抗剂维拉帕米可扩张冠脉,增加心肌血流量,减慢心率,从而改善心肌氧的供需关系,并提高运动耐量,但疗效不恒定,可使 X 综合征缺血发作次数减少15% ~30% 。从理论上讲,X 综合征患者心肌缺血发作与交感神经活性增高有关因而 β 受体阻滞剂应为治疗 X 综合征的第一线药物,通过阻断 β 受体使心率减慢,心肌张力降低,心肌耗氧量降低,冠脉储备力提高,从而控制临床症状。有报道普萘洛尔能改善 X 综合征患者短暂心肌缺血,减少心绞痛发作次数,并建议将普萘洛尔作为治疗本病的首选药物。静脉滴注氨茶碱由于其对抗腺苷的作用,对改善症状和缺血性 ST ~ T 改变有效,从而使胸痛缓解。绝经后妇女用雌激素治疗可减弱正常冠脉血管对乙酰胆碱的作用,增加冠状动脉血流量,增加内皮相关的血管扩张作用,尽管在理论上雌激素可治疗绝经后妇女的 X 综合征,但其临床效果还有待证实。

另外,也有可用来治疗 X 综合征各种表现的药物:

(1)小剂量阿司匹林

每天服用一片 75 ~162 毫克的阿司匹林,可有效使血液中的血小板黏稠度下降,从而降低其贴附于动脉中粗糙部位的可能性。这在对抗 X 综合征中血栓的形成倾向有重要意义,从而可减低三分之一以上心脏病死亡发生的风险。

如若患有哮喘,对阿司匹林过敏,或有血液系统疾病,则不应服用阿司匹林。某些情况下,如果正在服用阿司匹林来治疗慢性疼痛或关节炎,则无须另外服用小剂量阿司匹林来治疗心脏病。不管怎样,在考虑每天服用阿司匹林之前,请务必咨询医生。

(2)他汀类药物

一类被称为他汀类药物的新药使血脂异常变得易于控制。这类药物已在应用中证明了其安全且强效降低LDL胆固醇的能力。常用的他汀类药物包括可定、立普妥、Loescol、洛伐他汀、普伐他汀、辛伐他汀等。

他汀类药物的药理相同:降低肝脏产生LDL胆固醇的能力,同时增强肝脏对血液中LDL胆固醇分子的吸收和破坏。另外,他汀类药物还能升高HDL胆固醇水平、降低甘油三酯水平,特别是在大剂量使用时。它们通常在睡前服用,副作用小。在使用他汀类药物进行治疗时,每1000人中大约有1~3人会发生肝活性增高,但通常在停药后消失。

药物开始使用后6~12周进行血液ALT检测以监测肝功能,这项检查每年都不可少。他汀类药物还可能引起其他副作用,如疲乏、失眠、抑郁、头痛、皮疹、肠道不适等,但鲜有发生。

横纹肌溶解症,即体内的肌肉快速的撕裂损伤,是一种更少见但可能致命的副反应。它以全身剧烈的肌肉疼痛和疲乏为特征,当他汀与其他某些药物如琥乙红霉素、烟碱酸或贝特类(吉非贝齐或Tricor)联合使用时更常见。这也常发于身患肾脏疾病的老年患者。如果有任何相关症状,应及时联系医生,进行一项简单的诊断性血液测试,即CPK测试。

对胆固醇的治疗目标是使LDL胆固醇水平低于100mg/dl,同时使男性HDL胆固醇水平高于40mg/dl,女性则高于50mg/dl。甘油三酯的治疗目标是低于150mg/dl。如果LDL胆固醇超过100mg/dl,应该先尝试使用他汀药,看看能对LDL、HDL和甘油三酯水平产生什么影响。如果这一治疗无效,患者仍然有患心脏病的多重风险或者已经患有心脏病,应与治疗组讨论尝试贝特类或烟碱酸进行治疗的可行性。

(3)贝特类

在美国,可使用的贝特类药物包括吉非贝齐和Tricor。它们直接作用于肝脏或内皮组织,降低甘油三酯、升高HDL胆固醇水平;但对LDL水平影响甚微。相对于Tricor每天只需服用一次而言,吉非贝齐每天需服用两次,且引起的胃部不适更为明显。最好是早晨空腹服用Tricor。尽管有造成肌肉损伤的风险,许多医生还是将Tricor与抑制素联合使用,以更好地调节所有脂质。

(4)烟碱酸

又名烟酸,是提升HDL水平的最佳药物。这是一种维生素,但如果大量使用,可

作为一种药物。不幸的是，如此高剂量的烟酸也会导致一系列副作用，比如胃溃疡恶化、痛风、服药后数小时内脸色潮红、荨麻疹，以及其他皮肤异常。同时，烟酸会加重胰岛素抵抗，这正是糖尿病患者需要解决的问题。

(5)血管紧张素转换酶(ACE)抑制剂

如果糖尿病与X综合征同时出现，高血压的危险性会大幅度加剧。冠脉血压的升高会加重冠状动脉、脑动脉的疾病(心脏和脑部血管的疾病)，并使肾脏、眼部小血管的疾病恶化。所以，在不引起副作用的情况下(如站起时感到眩晕)，应尽量降低血压。可以使用很多新型药物，如：ACE抑制剂。

ACE抑制剂不仅可以降低血压，还可以保护血管内皮细胞、减轻胰岛素抵抗。最近几个研究报告表明，使用ACE抑制剂的患者发生糖尿病的概率可降低25%。正在进行的试验将确定是否应该将ACE抑制剂作为糖尿病的预防用药。

ACE抑制剂最常见的副作用是咳嗽。奇怪的是，咳嗽是一个良好体征。通过阻断某种化学反应，ACE抑制剂可使一种化学物质在血管中聚集，而这种化学物质能起到保护血管内皮的作用。咳嗽恰好证明这种保护已经发生作用。ACE抑制剂罕见但严重的副作用包括：唇舌部肿胀、血钾及肌酐水平升高。用药前需进行血液检查，用药一个月后应复检，此后也需定期检查。如果出现唇舌部肿胀，应立即报告医生。

有多种ACE抑制剂可供选择，如：喹那普利、雷米普利、卡托普利、群多普利拉、拉蒙诺、赖诺普利和依那普利。这些药往往一天只需服用一次，价格也较低廉。

(6)血管紧张素受体阻滞剂(ARBs)

ARBs可作为ACE抑制剂的替代用药，用于那些不能耐受咳嗽的患者。ARBs可阻滞ACE抑制剂所作用物质的下游化学物质。ARBs可起到相同的血管保护作用，并且不引起咳嗽，然后它们的价格相对较高。ARBs也会引起血钾、肌酐水平的升高，所以治疗过程中也需要进行血液检查。部分ARBs的商品名：Avapro，科素亚，代文，美卡素和依普罗沙坦。

(7)氢氯噻嗪

氢氯噻嗪是一种利尿剂，或者说“排水剂”。在糖尿病和X综合征患者中，常使用小剂量的氢氯噻嗪来降低血压。剂量很小时，其降压作用好像并不是由利尿机制所引起的。更像是由于舒张小血管而导致的。大剂量(每天超过12.5毫克)使用时，氢氯噻嗪会增加胰岛素抵抗、抑制胰腺分泌胰岛素。

大剂量使用时的其他副作用有：钾丢失、皮疹和痛性痉挛。市面上有数百种氢氯噻嗪的品牌，价格非常低廉。氢氯噻嗪的使用方法为早晨口服，每日一次。

(8)钙通道阻滞剂

有一组被称为钙通道阻滞剂的化合物,这类化合物可阻滞心脏、血管上的钙通道,使血管舒张、心脏血供增加、心脏负担降低。所有的钙通道阻滞剂中,血管舒张剂(放松、舒张血管)的副作用最少,一般只会引起水肿和便秘,价格也较低廉。血管舒张剂对胰岛素抵抗也没有负性作用,这对糖尿病患者来讲是个福音。此类药物包括:氨氯地平、波依定。

(9)β 阻滞剂

β 阻滞剂是一种相对传统的治疗药物,利弊兼有。目前最常用的 β 阻滞剂有普萘洛尔、天诺敏和美托洛尔。研究表明,β 阻滞剂在治疗冠心病患者时效果尤佳,可以降低患者的因病致死率。此外,1998 年报道的一项在英国进行的大型研究显示,在降低糖尿病患者大小血管疾病的发生率方面,天诺敏的作用与卡托普利(ACE 抑制剂)相当。β 阻滞剂的弊端来自于它们的副作用。β 阻滞剂可能会导致梦魇、失眠和抑郁,也可能会阻断机体对低血糖的感应,还会使患者感到双手发冷、增加胰岛素抵抗、恶化糖尿病症状。

(10)联合用药

医生们常常选用上述几种药物进行联合用药。很多患者的血压只有通过联合用药才能得到有效控制。此外,小剂量联合用药引起的副作用比大剂量单独使用某种药物要轻微。事实上,已经有一些药物生产商开始生产含有多种药物的片剂,比如:药片中同时含有喹那普利和氢氯噻嗪。相较而言,一次吃一粒药片要比一次吃几粒药片更有优势。

(11)Coreg

治疗时也会使用其他降压药物,有些药物的效果相当明显。比如 Coreg,就同时拥有上述几种药物的优点,并且可以降低胰岛素抵抗、改善 X 综合征中出现的血液氧化现象。但是,Coreg 会引起眩晕,价格也较昂贵。

5.5.4.2　心理治疗

X 综合征的心理治疗不容忽视。Bradly 与 Roybyme 等强调必须同时对患者进行必要的心理治疗,使患者减轻不必要的思想负担,必要时可使用抗焦虑药物。

注意要点:冠脉造影正常而冠状窦取血乳酸值升高。

5.5.5　中医诊治

本病多为劳累或情志不畅所致,病机以痰瘀交阻为主,兼有气虚、阳虚及气滞。心

脏 X 综合征中本虚标实证者居多，虚者以气虚、阴虚为主，实者以瘀证见多，并进行了辨证分型：气虚血瘀证，表现为神疲乏力，心前区疼痛，动则加剧，伴少气懒言，舌暗红，苔薄白，脉细或涩或弦；气阴两虚证，表现为消瘦，乏力，心前区闷痛，口干，食欲不振，舌淡，少苔，脉细；气滞血瘀证，表现为性情急躁，胸痛胀闷，每因恼怒加剧，声高气粗，夜眠多梦，舌质暗，边瘀点，苔薄黄，脉弦；痰瘀互结证，表现为肥胖，面色青紫，胸部刺痛，固定不移，舌暗，或有瘀斑，苔白厚，脉弦滑。

十八味舒心胶囊，其中丹参、川芎以及红花等可以发挥活血化瘀的临床作用，柴胡以及郁金等可以疏肝理气以及宽胸化痰，诸药合用可以起到理气活血以及补气扶正、宽胸化痰的临床功效。

5.6 二尖瓣狭窄

5.6.1 概述

各种原因损害二尖瓣装置结构（包括二尖瓣环、二尖瓣前、后瓣叶、腱索和乳头肌）中的某一部分，致使二尖瓣口不能适当地开放，引起二尖瓣口的阻塞，即称二尖瓣狭窄。正常二尖瓣口面积约 $4\sim6\text{cm}^2$，瓣口面积 $<2\text{cm}^2$ 称为二尖瓣狭窄，$1.5\sim2.0\text{cm}^2$ 为轻度狭窄，$1\sim1.5\ \text{cm}^2$ 为中度狭窄，$<1.0\text{cm}^2$ 为重度狭窄。最常见病因为风湿病，患者中 2/3 有风湿热史，青、中年多见。其他非风湿性病因有：左心房黏液瘤、先天畸形、结缔组织病、二尖瓣环钙化、缩窄性心包炎（局限于左房室沟处的心包缩窄）等。二尖瓣狭窄的基本病变是瓣膜炎症粘连、开放受限，造成狭窄。

5.6.2 临床表现

瓣口面积 $>1.5\text{cm}^2$ 时多无症状，或仅在劳力活动时出现气促、咳嗽。常在瓣口面积 $<1.5\text{cm}^2$ 时出现明显症状。

呼吸困难：随病情进展可依次出现劳力性呼吸困难、日常活动引起呼吸困难及端坐呼吸。劳累或情绪激动等应激情况下可出现急性肺水肿。

咳嗽；多在夜间睡眠时及劳动后。多为干咳，并发感染时可咳黏液样或脓痰。

咯血：可表现为痰中带血或血痰、大量咯血或粉红色泡沫痰。其中后者为急性肺水肿的特征。

嘶哑：为左心房扩大和左肺动脉扩张压迫左喉返神经所致。

胸痛:约15%的患者有胸痛表现。

右心衰竭症状:病情进展至右心衰时,可出现腹胀、胃胀痛、腹泻、少尿、水肿等症状。

并发症:主要并发症有心律失常(以房性期前收缩、房速、房扑、房颤等房性心律失常多见)、急性肺水肿、充血性心衰、血栓栓塞、肺部感染、感染性心内膜炎。

5.6.3 诊断要点

有或无上述症状出现。

心尖区闻及隆样舒张期杂音。

X线、心电图显示左心房扩大。

超声心动图有二尖瓣狭窄的征象是重要的诊断依据。

5.6.4 西医治疗方案及原则

5.6.4.1 内科治疗

病因治疗(如积极预防和治疗风湿活动);减少或避免剧烈体力活动;治疗并发症(包括咯血、左心衰和右心衰、心律失常、抗凝治疗血栓栓塞等)。

5.6.4.2 介入治疗

对单纯二尖瓣狭窄患者,可予经皮穿刺导管球囊二尖瓣扩张成形术。

介入治疗适应证为:①心功能Ⅱ~Ⅳ级;②瓣膜无钙化,腱索、乳头肌无明显病变;③二尖瓣狭窄瓣口面积在0.6~1.5cm^2;④左心房内无血栓;⑤近期无风湿活动,或感染性心内膜炎已完全控制,无动脉栓塞的病史等。

5.6.4.3 外科治疗

手术目的在于扩张瓣口,改善瓣膜功能。①二尖瓣分离术:适于单纯狭窄,无瓣膜明显关闭不全、明显钙化,瓣叶柔软,无风湿活动,心功能Ⅱ~Ⅲ级者;②人工瓣膜置换术:适于瓣膜病变严重(如粘连、钙化、缩短变形、无弹性之漏斗型二尖瓣狭窄等)或伴有明显关闭不全者,心功能不超过Ⅲ级。

5.6.5 中医诊治

5.6.5.1 方药:真武汤以及天王补心丹加减

治法;温阳利水,益气养血,宁心安神

心肾阳虚:心悸,浮肿,咳嗽喘急,面色晦暗,手足不温,舌淡、苔薄,脉结代或沉细

而数。

气血两亏：心悸气促，烦躁乏力，面色苍白或萎黄，舌胖嫩，脉细数。

以上为中药治疗二尖瓣狭窄的基本治疗原则，以及用药，临床上根据具体病情进行分析，加减，已达到控制疾病发生，发展的目的，张掖治疗二尖瓣狭窄最好的药物电话：二尖瓣狭窄可以通过多种方法被确诊，除了常见的症状如：二尖瓣面容，呼吸困难，干咳，咯血，以及左心衰的症状之外还有上腹胀满，食欲减退，下肢水肿等有心衰竭的症状。

5.6.5.2 方药；血府逐瘀汤加减

治法；活血化瘀，通经活络

用药：桃仁，红花，川芎，赤芍活血化瘀，和营通脉；柴胡，桔梗，枳壳，牛膝调畅气机，行气活血；当归，生地补养阴血；降香，郁金理气止痛。

心脉瘀阻型，症见：头晕乏力，心悸怔忡，咳嗽咯血，或见心痛，丙颧紫红，唇甲舌质青紫，脉细数或结代。

在长期的临床实践中我认为，对于一些风湿性心脏病的治疗且病情较轻，可采用中西医结合治疗。对于一些病程时间长，多瓣膜疾病，病情较严重的风湿性心脏病患者最好采用中医治疗，中医治疗风湿性心脏病特点是，疗效好，风险小，费用低；风湿性心脏病的治疗原则：①祛风除湿，固本纳气。软化瓣膜，恢复瓣膜弹性，得到修复的目的。滋养心肌，疏通心肌供血，恢复心肌功能。利水化湿，回缩肥大的心脏。风湿性心脏病患者病情各不相同，具体治疗风湿性心脏病，应视病情而定，治疗心脏病时，一般采用药物治疗的方法，但是西医与中医治疗效果完全不同，西药治疗短时期上看疾病得到了良好控制，然而运用西药化学制剂的治疗只是使心脏疾病得到了短时间的控制。

5.6.5.3 方药：真武汤加黄芪，汉防己，猪苓，车前子温肾阳而化水饮

治法：温阳利水。

治疗风湿性二尖瓣狭窄的特效药，治疗风湿性二尖瓣狭窄，短期内即可软化瓣膜，恢复瓣膜弹性，纠正心衰，回缩肥大的心脏，3～5 个疗程可使风湿性二尖瓣狭窄患者康复，

中西医结合治疗二尖瓣狭窄是各大中医医院治疗心脏病的首选方法，在二尖瓣狭窄的前期中药治疗二尖瓣狭窄可以得到良好的效果。二尖瓣狭窄在中医分型有以下几种，根据症状以及体征的不同，在重要的运用上面也有所差异。具体中药运用如下：

二尖瓣狭窄治疗，很多二尖瓣狭窄患者不知去那个医院治疗，在专科医生更容易给出最专业，最权威的诊断，以及最佳的治疗建议，不会出现患者还是到处询问别的二尖瓣狭窄患者的情况，每位患者病情不尽相同，二尖瓣狭窄治疗方法也不同。先天性二尖瓣狭窄治疗需要手术，部分的冠状动脉硬化二尖瓣狭窄治疗也需要手术，风湿性二尖瓣狭窄治疗，临床上可以采用中医治疗或中西医结合治疗，也可以手术治疗，近年来中医二尖瓣狭窄治疗取得了很好的疗效；扩心病、冠心病目前临床上采用中医治疗疗效好，扩心病经合理的中医治疗，心功能可恢复，扩大的心脏可回缩，冠心病也同样可在短期内康。

心脉瘀阻：头晕乏力，心悸怔忡，咳嗽咯血，或见心痛，丙颧紫红，唇甲舌质青紫，脉细数或结代。

气血两亏：心悸气促，烦躁乏力，面色苍白或萎黄，舌胖嫩，脉细数。

心肾阳虚：心悸，浮肿，咳嗽喘急，面色晦暗，手足不温，舌淡、苔薄，脉结代或沉细而数。

5.6.5.4　方药：归脾汤加减以及补中益气汤加减

治法：益气养血，宁心安神。

用药：人参，白术，甘草益气健脾；当归，黄芪补气生血。远志，酸枣仁，茯神，龙眼肉补心益气安神；木香行气疏肝。

6 中西医结合心肌疾病的临床应用

6.1 原发性心肌病

6.1.1 分类

6.1.1.1 扩张型心肌病

扩张型心肌病(DCM)是以心室腔扩大,收缩功能下降,左心室壁厚度正常为特征;通常用二维超声心动图进行诊断的一种心肌病。DCM导致心力衰竭进行性加重,左心室收缩功能下降,室上性和室性心律失常,传导系统异常,血栓栓塞,猝死和心力衰竭相关的死亡。它是发生心力衰竭的第3位原因,心脏移植的最主要原因。DCM发病年龄范围大,可以发生于年幼的儿童,最常见于30~40岁。通常在症状严重和活动受限时才发现患病。用超声心动图进行家族筛查时,可以发现没有症状或症状轻的患者。

6.1.1.2 肥厚型心肌病

肥厚型心肌病是一种以心肌进行性肥厚、心室腔进行性缩小为特征,以左心室血液充盈受阻,舒张期顺应性下降为基本特点的心肌病。根据有无左心室流出道梗阻可将其分为梗阻型和非梗阻型两型。本病常有明显家族史,目前被认为是常染色体显性遗传疾病,肌节收缩蛋白基因突变是主要的致病因素。有研究认为儿茶酚胺代谢异常、细胞内钙调节异常、高血压、高强度运动等均可作为本病发病的促进因子。肥厚型心肌病的主要病理改变在心肌,尤其是左心室形态学的改变。其特征为不均等的心室间隔增厚,亦有心肌均匀肥厚(或)心尖部肥厚的类型。本病的组织学特征为心肌细胞肥大,形态特异,排列紊乱。尤以左心室间隔部改变明显。

6.1.1.3 限制型心肌病

限制型心肌病(RCM)是以心内膜及心内膜下心肌纤维化,引起心脏舒张期难于舒展及充盈受限,心脏舒张功能严重受损,而收缩功能保持正常或仅轻度受损的心肌病。在3种类型原因不明的心肌病中,限制型心肌病远较扩张型及肥厚型少见。本病主要指在热带地区发生的心内膜心肌纤维化和温带地区多见的嗜酸性粒细胞增多性心肌病。近年来临床和实验研究表明,这两种不同类型的疾病,可能是同一疾病不同阶段的表现,在病情早期临床表现两者有所不同,但到疾病后期,临床表现均为全身性阻塞性充血,心肌病理改变两者基本一致。

6.1.1.4 致心律失常型右心室心肌病

致心律失常型右心室心肌病(ARVC)旧称致心律失常右心室发育不良(ARVD)。其特征为右心室心肌被进行性纤维脂肪组织所置换,起初为区域性,逐渐呈全心弥漫性受累。有时左心室亦可受累,而间隔相对很少受累。常为家族性发病,系常染色体显性遗传。临床常表现为心律失常、右心室扩大和猝死。

6.1.2 临床表现

6.1.2.1 扩张型心肌病

最突出的症状是左心室衰竭的症状。因心排出量减少而引起的疲劳和软弱颇为常见。患者常不能耐受运动。右心衰竭是晚期的体征,预示预后特别差。

体检常见不同程度的心脏扩大和充血性心力衰竭的表现。

左心室来源的血栓造成的体循环血栓栓塞以及静脉系统的血栓造成的肺栓塞为DCM常见的晚期并发症。

6.1.2.2 肥厚型心肌病

起病多缓慢。约1/3有家族史。男性明显多于女性,症状大多出现于30~40岁以前,多数患者无症状或仅有轻微症状,随年龄增加症状日趋明显。某些患者首发临床症状可以是猝死。

(1)主要症状

①呼吸困难:90%有症状的患者出现呼吸困难。多在劳累后出现,严重者呈端坐呼吸或夜间阵发性呼吸困难。

②心前区疼痛:大约3/4的患者出现心前区疼痛。常于劳累后出现,类似心绞痛,可典型或不典型,含化硝酸甘油后症状加重。

③头晕和昏厥:多在活动时发生,是由于心率加快,使原已舒张期充盈欠佳的左心室舒张期进一步缩短,加重充盈不足,心排血量减低,致血压下降所致。

④乏力、心悸:患者感心跳剧烈,可能由于心功能减退或心律失常所致。

⑤心力衰竭及猝死:多见于晚期患者,由于心肌顺应性减低,心室舒张末期压力显

著增高，继而心房压增高，常合并心房颤动。晚期患者广泛心肌纤维化，心室收缩功能也减弱，易发生心力衰竭及猝死。

（2）体征

在无压力阶差的无症状患者，或心肌轻度肥厚，或心尖肥厚者可无异常体征。临床常见的异常体征包括：

①心浊音界向左扩大：心尖冲动向左下移位，有抬举性冲动。或有心尖双搏动。

②胸骨左缘下段心尖内侧可闻及收缩中期或晚期喷射性杂音，向心尖而不向心底传导，可伴有收缩期震颤，见于有心室流出道梗阻的患者。

③第二音可呈反常分裂，是由于左心室射血受阻，主动脉瓣延迟关闭所致。第三心音常见于伴有二尖瓣关闭不全的患者。

6.1.2.3 限制型心肌病

起病比较缓慢。早期可有发热，逐渐出现乏力、头晕、气急。

病变以左心室为主者有左心衰竭和肺动脉高压的表现如气急、咳嗽、咯血、肺基底部啰音，肺动脉瓣区第二音亢进等。

病变以右心室为主者有左心室回血受阻的表现如颈静脉怒张、肝大、下肢水肿、腹水等。

心脏搏动常减弱，浊音界轻度增大，心音轻，心率快，可有舒张期奔马律及心律失常。心包积液也可存在。内脏栓塞不少见。

6.1.2.4 致心律失常型右心室心肌病

隐匿型：有少数患者可无症状，只因常规胸部 X 线检查发现右心室增大而引起注意。

室性心律失常是 ARVC 最常见的表现。以反复发生持续或非持续性 VT 为特征，可从室性期前收缩到 VT 甚至心室颤动，VT 为左束支阻滞型。

心脏性猝死：部分患者以猝死为首发症状，多为青年人，常发生在体力活动时。

右心衰竭：表现为不明原因的充血性心力衰竭。患者年龄多在 40 岁以上。伴严重左心受累者可发生全心衰竭，病变呈弥漫性酷似扩张型心肌病，两者鉴别困难。

6.1.3 诊断要点

6.1.3.1 扩张型心肌病

起病多缓慢，以充血性心力衰竭为主要表现。

心界扩大，奔马律，可出现各种心律失常。

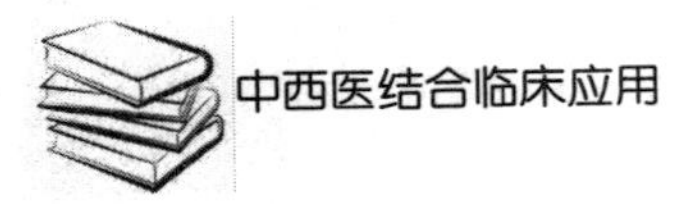

X 线检查示心影扩大。

心电图示心脏肥大，心肌损害，心律失常。

超声心电图示心室内径扩大，室壁运动减弱，左心室射血分数降至 50% 以下。

排除其他心脏病。

6.1.3.2 肥厚型心肌病

有左心室流出道梗阻的患者具有特征性临床表现，诊断并不困难。

超声心电图检查及心脏磁共振显像是极为重要的无创性诊断方法，无论梗阻与非梗阻患者均有帮助，室间隔厚度≥18mm，并有二尖瓣收缩期前移，可区分梗阻与非梗阻型病例。

心室造影对诊断也有一定价值。

临床上在胸骨左缘下段有收缩期杂音是考虑本病的第一线索，用生理动作或药物作用影响血流动力学而观察杂音改变有助于诊断。

6.1.3.3 限制型心肌病

上述临床表现。

心电图：左心房或左心室肥大，心肌损害，异常 Q 波及束支传导阻滞等变化。

X 线检查：心影扩大或正常大小，心搏减弱，选择性左心室造影见心室腔缩小，心内膜可有线状钙化现象。

超声心动图：心室壁增厚，心腔内径缩小，心内膜回声增强，心房扩大。

心内膜心肌活检有助于确定限制型心肌病属原发性或继发性。

需排除缩窄性心包炎。

6.1.3.4 致心律失常型右心室心肌病

欧洲心脏协会（1994 年）制定了 ARVC 的诊断标准，有两项主要标准，或一项主要标准加两项次要标准，或四项次要标准时可诊断本病，具体诊断标准如下：

家族史：①主要标准：外科或尸检证实为家族性疾病。②次要标准：家族史有早年猝死者（<35 岁），临床疑似 ARVC 导致；存在家族史（临床诊断由目前诊断标准确定）。

心电图除极/传导异常：①主要标准：右胸导联（V1～3）的 QRS 波群终末部分出现 Epsilon 波，或 QRS 波群局部性增宽（>110 毫秒）；②次要标准：平均信号心电图提示晚电位阳性。

心电图复极异常：（次要标准）右胸导联（V2，V3）T 波倒置（年龄 12 岁以上，且无右束支传导阻滞)。

心律失常(次要标准):VT伴持续或非持续左束支阻滞形态,可为体表心电图、动态心电图或运动试验记录;频发室性期前收缩,动态心电图大于1000个/24h。

普遍性及(或)局限性功能障碍与结构改变:①主要标准:右心室严重扩张,右心室射血分数降低,无或仅有轻度左心室异常;右心室局限性室壁瘤(运动丧失或运动障碍呈舒张期膨出);右心室严重节段性扩张;②次要标准:右心室轻度普遍性扩张及(或)射血分数降低,左心室正常;右心室轻度节段性扩张;右心室节段性活动减弱。

心室壁组织学特征(主要标准):心内膜活检显示心肌被纤维脂肪组织取代;证据由心脏二维超声、心脏造影、磁共振或心肌核素扫描获得。

6.1.4 西医诊疗方案及原则

6.1.4.1 扩张型心肌病

治疗目标:阻止基础病因介导的心肌损害,有效的控制心力衰竭和心律失常,预防猝死和栓塞,提高DCM患者的生活质量和生存率。

病因治疗:对于不明原因的DCM要积极寻找病因,排除任何引起心肌疾病的可能病因并给予积极的治疗,如控制感染、严格限酒或戒酒、改变不良的生活方式等。

药物治疗:治疗心力衰竭、预防栓塞、改善心肌代谢。

非药物治疗:少数DCM患者心率过于缓慢,有必要置入永久性起搏器。少数患者有严重的心律失常,危及生命,药物治疗不能控制,LVEF<30%,伴轻至中度心力衰竭症状、预期临床状态预后良好的患者建议置入心脏电复律除颤器(ICD),预防猝死的发生。

外科治疗:左心室辅助装置治疗可提供血流动力学支持,建议:①等待心脏移植;②不适于心脏移植的患者或估计药物治疗1年死亡率大于50%的患者,给予永久性或“终生”左心室辅助装置治疗。对于常规内科或介入等方法治疗无效的难治性心力衰竭,心脏移植是目前唯一已确立的外科治疗方法。

6.1.4.2 肥厚型心肌病

本病的治疗应以缓解症状,预防并发症和减少死亡危险为主要目标。

一般治疗:应避免劳累、激动、突然用力,避免使用增强心肌收缩力和减轻心脏负荷的药物,以免使心室流出道梗阻加重。

β受体阻滞剂:使心肌收缩力减弱,减轻流出道梗阻,减少心肌氧耗,增加舒张期心室扩张,且能减慢心率,增加心搏出量。

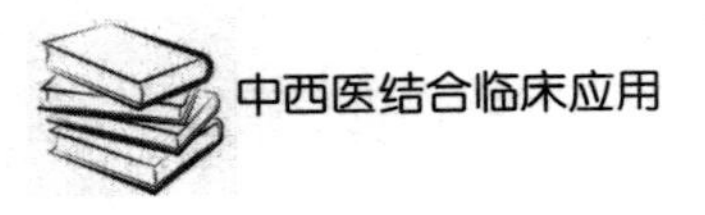

钙离子通道阻滞剂：对于β受体阻滞剂治疗无效的患者，钙离子通道阻滞剂对改善症状常常有效，既可减轻左室流出道压差，又能改善舒张期充盈及局部心肌血流。

抗心律失常药：主要用于控制室性心律失常与心房颤动。

双腔起搏器(DDD)：置入双腔DDD起搏器可能有助于治疗某些有流出道压力阶差和严重症状的患者，尤其是老年人。

埋藏式心律转复除颤器(ICD)置入：在高危患者，尤其是有持续性、单形性VT的大多数患者，或有猝死危险者应置入ICD。

酒精室间隔化学消融术：对于静息状态或运动中有压力阶差的患者，该项治疗有效。

外科手术治疗：其目的是减轻流出道压力阶差。当静息状态时，压力阶差 > 50mmHg，对药物治疗反应欠佳，且有明显症状者最适宜此项治疗。

6.1.4.3 限制型心肌病

一般治疗：休息，心衰时低盐饮食。

改善心功能：应用利尿剂期间必须注意电解质平衡。

防治心律失常：洋地黄类药物用于有心衰或房颤伴快速心室率患者，剂量宜较小，并注意毒性反应。对合并完全性房室传导阻滞药物治疗效果差者可安装永久性人工心脏起搏器。

有栓塞者做溶栓、抗凝治疗。

外科治疗：包括切除附壁血栓和纤维化的心内膜、置换二尖瓣和三尖瓣。

6.1.4.4 致心律失常型右心室心肌病

内科治疗：通常采用内科对症治疗，对于心律失常者可使用各种抗心律失常药。

导管消融：射频消融可以用于治疗ARVC ~ VT，但不作为首选治疗措施。

lCD治疗：可以增加生存率，是目前唯一明确有效预防心源性猝死的治疗措施。

手术治疗：治疗无效的终末期患者建议外科心脏移植治疗。

6.1.5 中医诊治

气虚兼表证可见反复感冒，气短乏力，胸闷憋气，自汗，恶风，咳嗽，舌淡红，苔薄白，脉虚浮无力。治宜益气解表，解肌化痰，用参苏饮加味：太子参、苏叶、半夏、葛根、木香、陈皮、茯苓、枳壳、前胡、桔梗、甘草。

气阴两虚证见心悸怔忡，胸闷气短，神疲乏力，动则自汗，失眠多梦，舌质淡红少津，苔薄白，脉细数或结代。治宜益气养阴，安神定悸，用炙甘草汤和生脉散加减：太子参(或西洋参)、麦冬、黄芪、丹参、生地、五味子、阿胶、炙甘草、大枣。

心脾两虚见心悸怔忡,肢体倦怠,纳呆腹胀,自汗气短,面色无华,舌淡苔薄,脉细或结代。治宜健脾益气,养心安神,用归脾汤加减:党参、白术、黄芪、龙眼肉、茯苓、酸枣仁、远志、木香、甘草。

阴虚火旺见心悸不宁,五心烦热,头目眩晕,潮热盗汗,失眠多梦,颧红口干。舌红少苔,脉细数或结代。治宜滋阴降火,养心安神,用天王补心丹加减:生地、当归、丹参、玄参、炒枣仁、柏子仁、麦冬、沙参、茯苓、五味子、远志。

痰湿内阻见胸闷气憋,胸痛心悸,头晕目眩,脘痞纳呆。舌体淡胖,舌苔白腻,脉濡滑或结代。治宜祛湿化痰,温通心阳,用瓜蒌薤白半夏汤加减:瓜蒌、半夏、陈皮、枳壳、茯苓、薤白、甘草、桂枝、胆南星、石菖蒲。

气虚血瘀见心前区隐痛或刺痛,痛有定处,胸闷心悸,气短乏力,动则尤甚,唇色暗淡,舌质淡暗或有瘀斑、瘀点,脉细涩结代。治宜益气通阳,活血化瘀,用补阳还五汤合生脉散加减:党参、黄芪、丹参、桃仁、红花、当归、生地、川芎、赤芍、五味子、炙甘草。

阴阳两虚见心悸怔忡,气短乏力,面色发白,四肢清冷,大便溏泄,腰酸乏力,舌质淡,苔薄白,脉沉细无力或结代。宜温阳益气,滋阴通脉,用参附营养汤加减:人参、附片、桂枝、干姜、五味子、生地、当归、白芍、麦冬、沙参、黄芪。

6.2 特异性心肌病

特异性心肌病是指伴有特异性心脏病或特异性系统性疾病的心肌疾病。多数特异性心肌病有心室扩张和因心肌病变所产生的各种心律失常或传导障碍,其临床表现类似扩张型心肌病。

6.2.1 分类

6.2.1.1 酒精性心肌病

长期且每日大量饮酒,出现酒精依赖者,可呈现酷似扩张型心肌病的表现,称为酒精性心肌病。该病多见于成年男性。酒精性心肌病的预后主要取决于心脏病变的程度、心功能损害的严重性以及患者能否完全戒酒等。

酒精性心肌病是由于乙醇及其代谢产物乙醛等对心肌直接毒害的结果。酒精对心肌细胞的直接毒性作用主要表现在以下几方面:①损害心肌细胞膜的完整性;②影响细胞器功能；③影响心肌细胞离子的通透性；④酒精代谢时引起中间代谢的改变；⑤长期饮酒可变更调节蛋白（肌凝蛋白和原肌凝蛋白）的结构，影响心肌舒缩功能；⑥长期大量饮酒还可造成人体营养失调，易导致维生素缺乏，尤其是B族维生素缺乏，也可加重心功能不全。此外，酒类的某些添加剂中含有钴、铅等有毒物质，长期饮用可引起中毒或心肌损伤。由于上述原因的相互作用和影响最终可导致酒精性心肌病的发生。

6.2.1.2　围生期心肌病

围生期心肌病是指既往无心脏病史，于妊娠最后3个月或产后6个月首次发生的以累及心肌为主的一种心肌病。围生期心肌病在围生期首次出现，可能使无心脏病的妊娠末期或产后（通常2～20周）女性出现呼吸困难、血痰、肝大、水肿等心力衰竭症状，类似扩张型心肌病。病人可有心室扩大，附壁血栓。本病的特点之一是体循环或肺循环栓塞的出现概率较高。有人认为，本病由于妊娠、分娩使原有隐匿的心肌病显现出临床症状，故也有人将之归入原发性心肌病的范畴。本病多发生在30岁左右的经产妇。如能早期诊断、及时治疗，一般预后良好。安静、增加营养、服用维生素类药物十分重要。

围生期心肌病是一组多因素疾病，其病因迄今未明。其发病可能与病毒感染、机体自身免疫因素有关，多胎、多产、高血压、营养不良、贫血等均被认为与围生期心肌病的发生有关。也有人把剖宫产术、慢性高血压、先兆子痫视为发生围生期心肌病的危险因素。

6.2.1.3　药物性心肌病

药物性心肌病（drug induced cardiomyopathy，DICM）是指接受某些药功治疗的患者由于药物对心肌的毒性作用，引起心肌损害，产生心肌肥厚和心脏扩大的心肌病变。能引起心肌损害的药物包括：①抗生素类，如四环素、青霉素、博来霉素，磺胺和蒽环类等；②抗癌药物如多柔比星和柔红霉素等；③抗精神病药物如奋乃静、氯丙嗪、三氟拉嗪和氟哌啶醇等；④三环类抗抑郁类药如氯米帕明、曲米帕明和多虑平等；⑤血管活性药物如肾上腺素、异丙肾上腺素和5⁻羟色胺等；⑥心血管药物中的奎尼丁、洋地黄和利血平等；⑦砷、锑、酒精、一氧化碳、蛇毒和汞等毒性物质；⑧避孕药、甲基多巴和对乙酰氨基酚等。导致药物性心脏病的易患因素主要有：原发基础心脏病有无及心脏的功能状态，以及是否合并有肝、肾等重要脏器的功能损害。心脏功能愈差，发生药物性心脏病的机会愈大，病变也愈严重。其次，患者的体质虚弱，免疫功能低下易于患病。年龄过大、过小或特异体质也是高危因素之一。此外,多种药物联合应用,化疗药物联合应用,化疗并用放射治疗,尤其是胸部放射,药物的过量或长期应用均可使心脏受损的机会增加,具有上述情况者,一旦发生药物性心脏病,其病情多较严重,预后也不好。

6.2.1.4　克山病

克山病是在我国发现的一种原因未明的以心肌病变为主的疾病,亦称地方性心肌病。克山病的病因尚未清楚。病因目前尚不清楚。克山病全部发生在低硒地带,患者头发和血液中的硒明显低于非病区居民,而口服亚硒酸钠可以预防克山病的发生,说明硒与克山病的发生有关。但鉴于病区虽然普遍低硒,而发病仅占居民的一小部分,且缺硒不能解释克山病的年度和季节多发,所以还应考虑克山病的发生除低硒外尚有多种其他因素参与的可能,如水土和营养因素、病毒感染等。

6.2.2　临床表现

6.2.2.1　酒精性心肌病

胸痛、心悸,甚者晕厥:主要与心律失常有关,其中窦性心动过速、心房颤动较常见。

劳力性或夜间阵发性呼吸困难:心力衰竭时肺瘀血所致。

疲倦、乏力:由心功能不全、心排出量减少引起。

右心衰竭症状:当心力衰竭持续较长时间,或反复发生心功能不全,可出现右心衰竭症状,如腹胀、胃胀痛、腹泻、少尿、水肿等。

肺动脉及体循环动脉栓塞症状:较常见,有时可能为本病最早的临床表现。体循环动脉栓塞可以来源于左心室及左心房的附壁血栓。静脉系统可发生血栓性静脉炎。

6.2.2.2　围生期心肌病

劳力性呼吸困难、夜间阵发性呼吸困难:为心力衰竭的临床表现。

心前区疼痛:有时与心绞痛相类似。

心悸:多为心律失常,以房性与室性期前收缩及室上性心动过速最多见。在快速性心律失常中,阵发性或持续性心房颤动较常见,VT 少见。

咳嗽、咯血:约见于 25% 的病例,主要由于肺梗死所致。

动脉栓塞症状:约见于 25% ~40% 的病例。可以发生肺动脉及其他动脉栓塞,如脑、肾及下肢等动脉栓塞。

6.2.2.3　药物性心肌病

药物心肌病临床表现主要有各种心律失常、室内传导阻滞、ST ~ T 改变、急慢性心功能不全等,类似扩张型心肌病或非梗阻性心肌病的症状。

6.2.2.4 克山病

主要为急性和慢性心功能不全,心脏扩大,心律失常以及脑、肺和肾等脏器的栓塞。临床上共分为4个类型,各型间可相互转变。

急型:表现为急性心力衰竭、心源性休克和严重心律失常。严重者可在数小时或数天内死亡。

亚急型:发病不如急型急骤,多为幼童,2~5岁占85%,主要表现为呼吸困难和水肿,介于急型与慢型之间。亦可出现心源性休克或急性心力衰竭。脑、肺、肾等重要脏器的栓塞并不少见。

慢型(痨型):起病缓慢,住院患者多已有明显症状,可由急型、亚急型或潜在型转化而来。临床表现主要为慢性充血性心力衰竭,常伴有各种心律失常。出现心悸、气短,劳累后加重,并可有尿少、水肿和腹水。晚期可有右心衰竭的体征如颈静脉怒张、肝肿大和下肢水肿等。严重者可有胸、腹腔积液、心源性肝硬化等表现。肺栓塞的发生率高(5%~20%)。

潜在型:心脏处代偿状态,相当于心功能Ⅰ级。呈隐匿性发展,发病时间不明确,可发生于健康人。亦可为其他型转变而来。前者常无症状,由其他型转变而来者可有心悸、气短、头昏、乏力等症状。心电图可有ST~T变化,完全右束支阻滞、QT间期延长和期前收缩。

6.2.3 诊断要点

6.2.3.1 酒精性心肌病

长期且每日大量饮酒史。

有或无上述症状。

X线示心影扩大,心胸比>55%。

心电图左心室肥大多见,可伴各型心律失常。

超声心动图或左心室造影示心室腔扩大,射血分数降低。

6.2.3.2 围生期心肌病

妊娠末期3个月以及分娩后6个月。

有或无上述症状。

心电图异常,心脏轻度扩大。

超声心动图发现轻度左心功能受损。

6.2.3.3 药物性心肌病

用药前无明确心脏病史和临床证据，用药后出现新的心律失常、心脏扩大和心力衰竭等征象。

药物治疗过程中或治疗后短期内出现有意义的心律失常或其他心电图异常，并有心脏扩大和充血性心力衰竭，可排除扩张型心肌病、非梗阻性肥厚型心肌病等其他心脏病者，临床上可拟诊相应性药物性心肌病。

对于仅有提示心肌损害的心电图或心律改变且心脏症状较轻者，可拟诊药物性心肌改变。

心内膜心肌活检有助于确定诊断。

6.2.3.4 克山病

具有克山病发病特点，并具备以下任何一条或其中一项表现又能排除其他疾病：

心脏扩大。

急性或慢性心功能不全。

心律失常：①多发室性期前收缩（每分钟 6 次以上，运动后增加）；②心房颤动；③阵发性室性或室上性心动过速。

奔马律。

脑或其他部位栓塞。

心电图改变：①房室传导阻滞；②束支传导阻滞（不完全右束支传导阻滞除外）；③ST～T 改变；④QT 间期明显延长；⑤多发或多源性室性期前收缩：⑥阵发性室性或室上性心动过速；⑦心房颤动或心房扑动；⑧P 波异常（左、右心房增大或两心房负荷增大）。

X 线所见心脏扩大。

超声心动图的改变：①左心房、左心室内径扩大；②射血分数（EF）降到 40% 以下；③室壁活动呈节段性障碍；④二尖瓣血流频谱 A 峰大于 E 峰。

实验室检查：①心肌酶谱的改变；②丙氨酸转氨酶（ALT）、天门冬氨酸转氨酶（AST）升高，并 AST/ALT > 1；③乳酸脱氢酶（LDH）及其同工酶 LDH1 升高，LDH1 > LDH2④肌酸激酶（CK）及其同工酶（CK～MB）升高。

6.2.4 西医诊疗方案及原则

6.2.4.1 酒精性心肌病

戒酒。

内科治疗心功能不全时,应采取降低心脏负荷(如卧床休息、低盐饮食、应用血管扩张剂与利尿剂等)及加强心肌收缩力的措施(如多巴胺、多巴酚丁胺、洋地黄制剂与磷酸二酯酶抑制剂等)。对快速性及缓慢性心律失常做相应的处理。

6.2.4.2　围生期心肌病

安静、增加营养、服用维生素类药物。

针对心力衰竭,可使用洋地黄、利尿药和血管扩张剂等。

心律失常的治疗。偶发房性与室性期前收缩可不予处理。多源室性期前收缩可能为 VT 的先兆,应及时处理。对于一些快速性心律如心房扑动或颤动、房性或室上性心动过速等,应及时控制。

对栓塞病例应使用抗凝剂。

采取避孕或绝育措施预防复发。

6.2.4.3　药物性心肌病

已确诊为药物性心肌病时必须:

立即停用相应药物,包括可疑致心肌损主的药物。

治疗心律失常和心功能不全。必要时进心电及血流动力学监护。因药物治疗过程中所致的心律失常,不宜用奎尼丁、普鲁卡因胺治疗,可使用多巴胺或苯妥英钠。三环类抗抑郁药物所致心律失常使用利多卡因治疗,或输入碳酸氢钠碱化血液以加强药物与血浆蛋白结合,减少组织利用。锂盐所致窦房阻滞时禁用洋地黄,因后者将加重阻滞并引起心动过速。有充血性心力衰竭者可用强心和利尿剂和血管扩张剂治疗。对过敏性心肌炎可采用糖皮质激素治疗。

使用辅酶 QlO、肌苷、三磷腺苷、维生素 B_1、维生素 B_6 和二磷酸果糖等药物,以改善心肌能量代谢。

6.2.4.4　克山病

本病应采用综合治疗。治疗原则:早期诊断,及时治疗、抢救心源性休克,控制心衰,纠正心律失常,改善心肌能量代谢及全身营养等。

急性克山病尽可能做到早发现、早诊断、早治疗。可给予大剂量维生素 C 静脉注射,选用改善心肌代谢药如辅酶 A、细胞色素 C、肌苷、辅酶 Q10、三磷腺苷、环磷腺昔(cAMP)、曲美他嗪均可选用;采用亚冬眠疗法;血管活性药物应用;治疗心力衰竭;抗心律失常;抢救心源性休克。

慢型克山病慢型者以加强生活管理和长期抗心衰和控制心律失常治疗主。减轻

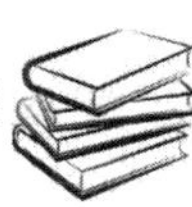

体力负荷,限制钠盐摄入,防止感染、过劳等诱因,积极改善心肌能量代谢。近晚期的慢性克山患者,肝肾功能正常者,心脏移植是挽救其生命和恢复其健康的最好治疗方法。亚急型克山病:治疗急慢性心力衰竭。潜在型克山病不需特殊治疗,预防感染、避免过劳、注意营养,定期随访观察。

6.3 心肌炎

6.3.1 概述

心肌炎指心肌本身的炎症病变,有局灶性或弥漫性,也可分为急性、亚急性或慢性,总的分为感染性和非感染性两大类。感染性可由细菌、病毒、螺旋体、立克次体、真菌、原虫、蠕虫等所引起。非感染性包括过敏、变态反应(如风湿热等)、化学、物理或药物(如多柔比星等)。近年来由于风湿热和白喉等所致心肌炎逐渐减少,而病毒性心肌炎的发病率显著增多,本节重点叙述病毒性心肌炎。

6.3.2 临床表现

症状:病毒性心肌炎患者临床表现常取决于病变的广泛程度,轻重变异很大,可完全没有症状,也可以猝死。约半数于发病前1~3周有病毒感染前驱症状,如发热,全身倦怠感,即所谓"感冒"样症状或恶心、呕吐等消化道症状。然后出现心悸、胸痛、呼吸困难、水肿,甚至阿斯综合征。

体检:体检可见与发热程度不平行的心动过速,各种心律失常,可听到第三心音或杂音。或有颈静脉怒张、肺部啰音、肝大等心力衰竭体征。重症可出现心源性休克。

X线:胸部X线检查可见心影扩大或正常。

心电图:常见ST~T改变和各型心律失常,特别是室性心律失常和房室传导阻滞等。如合并有心包炎可有ST段上升,严重心肌损害时可出现病理性Q波,需与心肌梗死鉴别。

超声心动图:可正常,左心室舒张功能减退,节段性或弥漫性室壁运动减弱,左心室增大或附壁血栓等。

血清肌钙蛋白(T或1)、心肌肌酸激酶(CK~MB)增高,血沉增快,C反应蛋白增加等有助于诊断。

6.3.3 诊断要点

发病后3周内,相隔两周的两次血清CVB中和抗体滴度呈四倍或以上增高,或一次高达1:640,特异型CVE IgM 1:320以上(按不同实验室标准),外周血白细胞肠道病毒核酸阳性等,均是一些可能但不是肯定的病因诊断指标。反复进行心内膜心肌活检有助于本病的诊断、病情和预后判断。但病毒感染心肌的确诊有赖于心内膜、心肌或心包组织内病毒、病毒抗原、病毒基因片段或病毒蛋白的检出,但一般不作常规检查。

1999年全国心肌炎心肌病专题研讨会提出的成人急性心肌炎诊断参考标准如下:

6.3.3.1 病史与体征

在上呼吸道感染、腹泻等病毒感染后3周内出现心脏表现,如出现不能用一般原因解释的感染后严重乏力、胸闷头晕(心排血量降低)、心尖第一心音明显减弱、舒张期奔马律、心包摩擦音、心脏扩大、充血性心力衰竭或阿斯综合征等。

上述感染后3周内出现下列心律失常或心电图改变者:

窦性心动过速、房室传导阻滞、窦房阻滞或束支阻滞。

多源、成对室性期前收缩,自主性房性或交界性心动过速,阵发或非阵发性VT,心房或心室扑动或颤动。

两个以上导联ST段呈水平型或下斜型下移>0.05mv或ST段异常抬高或出现异常Q波。

6.3.3.2 心肌损伤的参考指标

病程中血清心肌肌钙蛋白I或肌钙蛋白T(强调定量测定)、CK~MB明显增高。超声心动图示心腔扩大或室壁活动异常和(或)核素心功能检查证实左心室收缩或舒张功能减弱。

6.3.3.3 病原学依据

在急性期从心内膜、心肌、心包或心包穿刺液中检测出病毒、病毒基因片段或病毒蛋白抗原。

病毒抗体:第二份血清中同型病毒抗体(如柯萨奇B组病毒中和抗体或流行性感冒病毒血凝抑制抗体等)滴度较第1份血清升高4倍(2份血清应相隔2周以上)或一次抗体效价>640者为阳性,>320者为可疑(如以1:32为基础者则宜以>256为阳性,>128为可疑阳性,根据不同实验室标准作决定)。

病毒特异性：IgM 以 >1∶320 者为阳性（按各实验室诊断标准，需在严格质控条件下）。如同时有血中肠道病毒核酸阳性者更支持有近期病毒感染。

在排除其他原因心肌疾病后临床上可诊断急性病毒性心肌炎。

如患者有阿斯综合征发作、充血性心力衰竭伴或不伴心肌梗死样心电图改变、心源性休克、急性肾衰竭、持续性 VT 伴低血压发作或心肌心包炎等在内的一项或多项表现，可诊断为重症病毒性心肌炎，如仅在病毒感染后 3 周内出现少数期前收缩或轻度 T 波改变，不宜轻易诊断为急性病毒性心肌炎。对难以明确诊断者，可进行长期随访，有条件时可作心内膜心肌活检进行病毒基因检测及病理学检查。

在考虑病毒性心肌炎诊断时，应除外 β 受体功能亢进、甲状腺功能亢进症、二尖瓣脱垂综合征及影响心肌的其他疾患如风湿性心肌炎、中毒性心肌炎、冠心病、结缔组织病、代谢性疾病以及克山病（克山病地区）等。

6.3.4 西医治疗方案及原则

病毒性心肌炎患者应卧床休息，进富含维生素及蛋白质的食物。

心力衰竭时使用利尿剂、血管扩张剂、血管紧张素转换酶（ACE）抑制剂等。期前收缩频发或有快速心律失常者，采用抗心律失常药物。高度房室传导阻滞、快速室性心律失常或窦房结功能损害而出现晕厥或明显低血压时可考虑使用临时性心脏起搏器。

日前不主张早期使用糖皮质激素，但对有房室传导阻滞、难治性心力衰竭、重症患者或考虑有自身免疫的情况下则可慎用。

近年来采用黄芪、牛磺酸、辅酶 Q10 等中西医结合治疗病毒性心肌炎有抗病毒、调节免疫和改善心脏功能等作用，具一定疗效。

干扰素也具抗病毒、调节免疫等作用，但价格昂贵，非常规用药。大多数患者经过适当治疗后能痊愈，但有心律失常尤其是各型期前收缩常持续较长时间，并易在感冒、劳累后期前收缩增多，也可以在 1 年后房室传导阻滞及各型期前收缩持续存在，如无不适不必用抗心律失常药物干预。

6.3.5 中医诊治

6.3.5.1 心肌炎的临床表现

病史发病年龄以儿童和青少年多见。发病前 1 ~3 周有上呼吸道或消化道病毒感染史。

症状轻者可无症状，多数患者在发病前有发热、全身酸痛、咽痛、腹泻等症状，反映全身性病毒感染，或仅有胸闷、心前区隐痛、心悸、乏力、恶心、头晕等，重者有心力衰竭、休克或严重心律失常。

体征与发热不平行的心动过速，心脏扩大及相对二尖瓣或三尖瓣关闭不全所致的反流性杂音，第1心音减弱，可有病理性第3或第4杂音，累及心包者可有心包摩擦音。各种心律失常都可出现，以房性与室性期前收缩最常见，其次为房室传导阻滞，此外，心房颤动、病态窦房结综合征均可出现。严重者有心力衰竭、心源性休克等。

6.3.5.2 检查

典型的心肌炎临床体检常可发现咽喉充血，淋巴结肿大，心尖区第一心音降低，Ⅰ～Ⅱ级吹风样收缩期杂音，有些病人可听到期前收缩，甚至严重心律失常。X线检查可发现心脏扩大。心电图检查可有传导阻滞，心律失常（心动过速、房早或室早），ST段或T波变化。化验可有白细胞轻度增高，乳酸脱氢酶、GOT、CPK、血沉可增高。有时尿中可找到病毒包涵体。

6.3.5.3 心肌炎患者常做的检查

心电图：心电图异常的阳性率高，且为诊断心肌炎的重要依据，起病后心电图由正常可突然变为异常，随感染的消退而消失。主要表现有ST段下移，T波低平或倒置。窦房结、房室结、心室内传导阻滞。异位节律以室性期前收缩最多见，室性期前收缩可以是心肌炎的唯一表现，亦可发生室上性或室性心动过速，心房纤颤等，其他有低电压，Q～T间期延长，Q波等。

X线检查：X线检查由于病变范围及病变严重程度不同，放射线检查亦有较大差别，大约1/3～1/2心脏扩大，多为轻中度扩大，明显扩大者多伴有心包积液，心影呈球形或烧瓶状，心搏动减弱，局限性心肌炎或病变较轻者，心界可完全正常。

血液检查：血液检查白细胞计数在病毒性心肌炎可正常，偏高或降低，血沉大多正常，亦可稍增快，C反应蛋白大多正常，GOT、GPT、LDH、CPK正常或升高，慢性心肌炎多在正常范围。

有条件者可做病毒分离或抗体测定。

6.3.5.4 鉴别诊断

原发性心内膜弹力纤维增生症：相似之处为心脏扩大，反复出现心力衰竭，可见心源性休克。但本病多发生在6个月以下的小婴儿。心内膜弹力纤维大量增生及心肌变性等病变累及整个心脏。心电图及超声心动图检查均显示左室肥厚为主。临床表现为反复发作的左心衰竭症状，心脏肥大，心音减弱，无杂音或有轻度收缩期杂音。无

病毒感染的病史或症状,无病毒性心肌炎的实验室检查改变。

中毒性心肌炎:有严重感染或药物中毒史。常并发于重症肺炎、伤寒、败血症、白喉、猩红热等疾病,常随原发病感染症状好转 而逐渐恢复。使用依米丁、锑剂等可引起心肌炎,随药物的减量或停用而逐渐好转或恢复。

风湿性心肌炎:有反复呼吸道感染史。风湿活动的症候如高热,多发性游走性大关节炎,环形红斑及皮下小结等。有瓣膜病变时出现二尖瓣区收缩期和/或舒张期杂音。实验室检查可见血沉增快,C-反应蛋白阳性,粘蛋白增高及抗溶血性链球菌"O",链激酶效价增高与咽拭子培养阳性等链球菌感染的证据。

克山病:相似点为心脏扩大、心律失常、出现心力衰竭或心源性休克。但克山病有地方性,发病常在某一流行地区,有多发季节(如东北冬春季,西南夏季为多)及年龄物点(如东北青年妇女,西南2~5岁患儿)。心电图上以ST~T改变,右束支传导阻滞、低电压者为多见;心律失常心律多变、快变,心率明显增快或减慢为特点。X线检查心脏扩大较显著,搏动显著减弱,控制心力衰竭后不能回缩至正常。急性期过后多数变为慢性。有时可因心脏中附壁血栓脱落而引起脑栓塞,发生抽搐或偏瘫。

6.3.5.5 并发症

心肌炎可出现心律失常、心力衰竭、心脏性猝死等并发症。

6.3.5.6 分型

根据心肌炎的病因病机,一般分为以下几型:

邪毒犯心:症候:先有发热,全身酸痛,头痛,咽喉疼痛,咳嗽,流涕等症,数天后出现心烦心悸,胸部闷痛,小便短赤,大便秘结。脉来疾数或结代,心律不齐,舌尖偏红,苔黄厚腻。

心脾血虚:症候表现为心悸气短,动则加甚,平时经常头晕目眩,面色无华,倦怠无力,纳呆腹胀,大便偏稀或溏薄,脉象细弱或见结代。舌淡苔薄。

气阴两虚:症候表现为心悸怔忡,胸闷气短,低热,心烦,口干咽燥,盗汗或自汗,面色少华,失眠多梦,神疲乏力。舌质淡红或偏红,少津,脉细弱兼数或结代。

气滞血瘀:症候表现为经常胸闷,心悸怔忡,心前区间歇性刺痛感,有时向肩背部放射,且痛处固定不移,颈部可见青筋暴露,口唇发绀,舌质紫黯,边有瘀点,脉以细涩结代为主。

6.3.5.7 中医治疗

邪毒犯心证见先有发热,全身酸痛,头痛,咽喉疼痛,咳嗽,流涕等症,数天后出现心烦心悸,胸部闷痛,小便短赤,大便秘结。脉来疾数或结代,心律不齐,舌尖偏红,苔黄厚腻。

治法:清热解毒,祛邪宁心。

方药:银翘散加减,银花,连翘,板蓝根,苦参,羌活,太子参,丹参,麦冬,柏子仁,炙甘草。

心脾血虚证见心悸气短,动则加甚,平时经常头晕目眩,面色无华,倦怠无力,纳呆腹胀,大便偏稀或溏薄,脉象细弱或见结代。舌淡苔薄。

治法:健脾宁心,补血安神。

方药:归脾汤加减,黄芪,当归,阿胶(另冲),龙眼肉,柏子仁,酸枣仁,茯神,生地,丹参,炙甘草。

气阴两虚证见心悸怔忡,胸闷气短,低热,心烦,口干咽燥,盗汗或自汗,面色少华,失眠多梦,神疲乏力。舌质淡红或偏红,少津,脉细弱兼数或结代。

治法:益气养阴,宁心复脉。

方药:炙甘草汤加减,知母,黄柏,生地,玉竹,麦冬,龙骨,牡蛎,酸枣仁,柏子仁,党参,炙甘草。

气滞血瘀证见经常胸闷,心悸怔忡,心前区间歇性刺痛感,有时向肩背部放射,且痛处固定不移,颈部可见青筋暴露,口唇发绀,舌质紫黯,边有瘀点,脉以细涩结代为主。

治法:理气活血,宁心安神。

方药:丹参饮加减,丹参,赤芍,红花,降香,郁金,薤白,瓜蒌,党参,炙甘草,山楂。

6.3.5.8　预防

预防在于避免致病因素,充分治疗原发病如白喉应早期给予定量抗血清治疗。咽炎、扁桃体炎等链球菌感染时应予以青霉素治疗。某些感染,如麻疹、脊髓灰质炎、白喉等可通过预防注射达到预防的目的。

6.3.5.9　禁忌

加强身体锻炼,提高机体抗病能力,避免劳累以预防病毒、细菌感染。

发病后注意休息,进营养丰富之饮食,以利心脏恢复。

春天要防心肌炎:近年来,由于抗生素的广泛应用,因链球菌感染引起的风湿热逐渐减少,风湿性心肌炎发病明显减少,而病毒性心肌炎发病却日益增多。病毒性心肌炎可由多种病毒感染引起,其中以柯萨基病毒 B 最常见,水痘、EB 病毒也可引起。据研究,约有5%病毒感染者感染后可累及心脏,促使心脏发生心肌炎。可为病毒感染后的直接侵袭心肌,也可为病毒感染后的自身免疫反应所致。前者以儿童多见,后者以青少年多见。而春季又是病毒性心肌炎的高发季节,应引起人们的警惕。

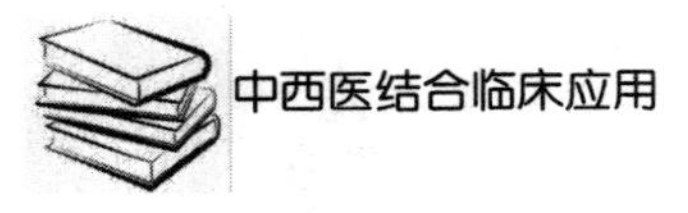

结 语

在临床中,用中西医结合诊治常见病、多发病、难治病已较普遍。大量事实说明,用中西医结合治疗某些疾病有明显的疗效。中西医结合还注重运用非创伤性疗法治疗疾病,把西医的某些诊治手段与中医的气功、针灸、按摩相结合,以其无损伤、简便易行、疗效确实而受到广泛的重视。中西医结合就跟西医和营养的结合一样,是一种非常自然而然的事情,并不存在什么学术之争、领域之争,只是治疗、康复过程中的不同分工而已。